U0235625

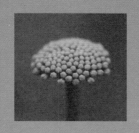

探秘三七

马双成 主编

中国药学会 组织编写

人民卫生出版社

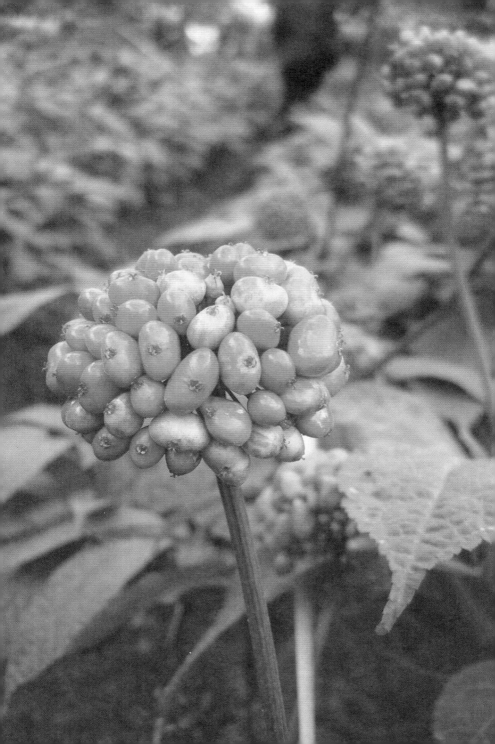

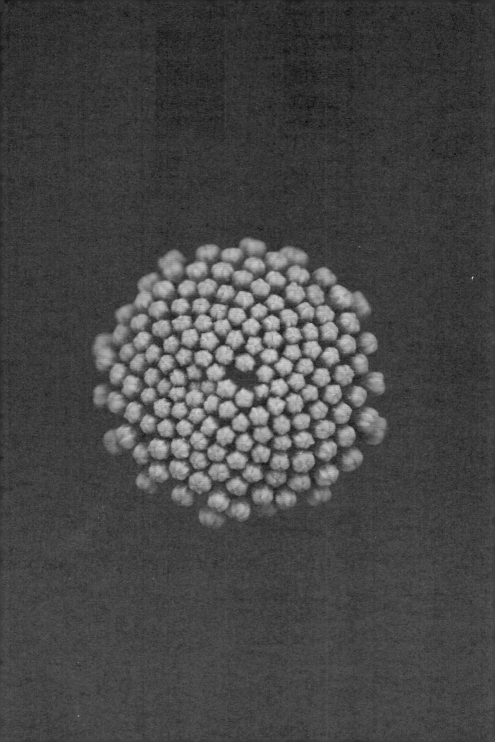

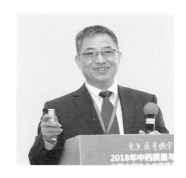

马双成，博士，研究员，博士研究生导师，现任中国食品药品检定研究院中药民族药检定所所长、世界卫生组织（WHO）传统医药合作中心主任。先后主持"重大新药创制"专项、国家科技支撑计划项目、国家自然科学基金项目等30余项课题的研究工作。发表学术论文380余篇，其中SCI论文100余篇。主编著作12部，参编著作10部。2008年享受国务院政府特殊津贴；2009年获中国药学发展奖杰出青年学者奖（中药）；2012年获中国药学发展奖食品药品质量检测技术奖突出成就奖；2013年获第十四届吴阶平-保罗·杨森医学药学奖。2014年入选国家"新世纪百千万人才工程"，并被授予"有突出贡献中青年专家"荣誉称号。2016年入选第二批国家"万人计划"科技创新领军人才。

前
言

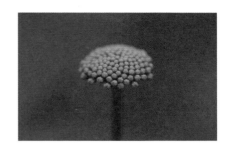

　　2016 年 12 月，国务院发表了《中国的中医药》白皮书，中医药的发展被提到国家战略层面。党的十八大以来，以习近平同志为核心的党中央高度重视中华优秀传统医药文化的传承发展，明确提出"着力推动中医药振兴发展"，并从国家战略的高度对中医药发展进行全面谋划和系统部署，明确了新形势下发展中医药事业的指导思想和目标任务，为推动中医药振兴发展指明了方向。

　　2019 年 7 月，《健康中国行动（2019—2030 年）》正式发布，提出 15 项重大行动，其中第一项"健康知识普及行动"，旨在帮助每个人学习、了解、掌握有关预防疾病、早期发现、紧急救援、及时就医、合理用药等维护健康的知识与技能，增强自我主动健康意识，不断提高健康管理能力。

　　健康是民生之本。提高全民健康水平，关系到亿万人民群众的幸福安康。随着我国社会经济的发展，人民生活和文化水平不断提高，对健康的渴求也越来越强烈。作为防病治病的重要武器，药物却是一把双刃剑。正确地使用药物，可以预防和治疗疾病；而不当用药，不仅增加病人的痛苦、增加医疗成本，严重者还可能导致其他疾病。教育公众了解一些用药的基本常识，增强安全用药的意识，形成良好的用药习惯，是非常重要也是非常必要的。

为此，我们编写了这本《探秘三七》科普图书。本书定位于供基层医务人员阅读的专业科普图书，由权威专家编写，全方位地介绍三七这一传统中药的历史渊源、质量保障、合理使用等方面的知识。本书适宜基层医务人员在患者教育和科普宣传中的实际需求：一是在临床用药服务中可以作为基础的技术支持，二是在对公众进行宣传教育时可以作为基础的科普蓝本。

本书在编撰过程中，得到了中国药学会领导的关怀和指导，得到了有关药学专家的热诚帮助，谨致以衷心的感谢！并向为本书的撰稿、编校、出版工作付出辛勤劳动的同志们致以深深的谢意！希望这部书成为促进广大公众健康生活、快乐生活的好帮手！

编者
2019 年 8 月

目录

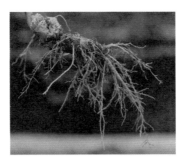

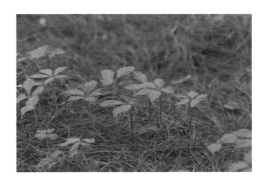

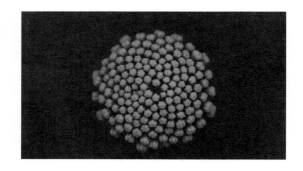

附

视频目录

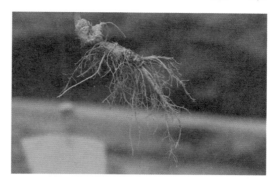

第一章

三七之源

三七是我国传统医学常用的药材，不仅被包括汉族以及彝族、瑶族、苗族、壮族等少数民族在内的我国传统医学在临床广泛应用，更被开发成中成药制剂、保健药品、化妆品、食品等众多产品，从而发展出多元化、多维度的三七产业链，形成庞大的"三七产业体系"。随着健康产业的发展与全球化进程的加速，三七不仅融入了广大国民的日常生活，更紧随世界贸易的步伐而走出了国门。

中国科学院昆明植物研究所研究发现，三七、人参、西洋参具有较近的亲缘关系，属同一个古老类群。三七起源于25万年前的古热带区域，目前主要留存于滇桂交界处的自然避难所。其具有活血化瘀、消肿止痛、止血等功效，具有"止血不留瘀、化瘀不伤正"的特点，被誉为"南国神草""金不换"。

第一节　三七的传说

广西西南部与云南东南部历来是三七的主要产地与集散地，彝族、瑶族、苗族、壮族、汉族等众多民族在该区域以"大杂居、小聚居"的形式和谐生活、共同发展。作为西南地区的重要民族群体，各民族不仅依托居住环境的人文生态与自然生态而孕育发展着独具特色的民族医药学理论，亦为苗乡彝岭的各族人民留下了众多关于三七的美丽传说，寄托着广大民众对三七的珍视与情怀。

一、南七北参，姊妹化蝶

对中国传统药物来说，五加科人参属是个非常重要的植物类群，该属多种植物被各民族在临床作为"七类"或"参类"药材应用，形成"南七北参"的说法而广为流传。

人参主要分布于我国东北部、朝鲜北部和俄罗斯西伯利亚等地区，三七、屏边三七、姜状三七等主产于我国西南地区及其周边国家。北美洲的人参属植物因第四纪（距今约260万年）冰川覆盖而与该属其他植物具有洲际间断分布特点，仅有西洋参和三叶参以北美东海岸山区作为避难所而残存。我国东北和朝鲜对西洋参引种驯化成功而打破间断分布格局。关于"南七北参"的说法，三七原产地广西与云南各族人民以民间传说的形式赋予它神话般的色彩。

相传在很久以前，洪灾肆虐，席卷人间，冲垮无数百姓的田地与房屋，淹没百姓饲养的鸡、鸭、牛、羊，庄稼颗粒无收，人间一片汪洋，民不聊生。男女老幼被迫放弃家园，聚集在高山头上，望着被洪水摧毁的家园，哭声震天，故而惊动了上天的玉皇大帝。玉皇大帝有一对双胞胎女儿，不仅长得貌美如花，而且心地善良。姊妹俩非常同情百姓的遭遇，向玉皇大帝请命，来人间拯救人类的苦难。她们发现在人世间作恶的是一头尾在南、头在北的千年孽龙，孽龙实力强大，仅凭一人之力难以镇压。姊妹商量后决定，姐姐奔赴东北长白山，妹妹赶往西南边陲开化府，同时对孽龙头尾进行镇压。仙女与孽龙的战斗相当惨烈，洪水终于退去，百姓得救了，而仙女姊妹却与孽龙同归于尽，孽龙的妖鳞与仙女的碧血从空中纷纷洒落，碧血化为漫天美丽的花瓣，而妖鳞化成黑蛾丑陋的翅膀。仙女姐姐长眠在东北地区的长白山，化作人参，精心呵护着北方的人民，仙女妹妹留在西南地区，化作三七，护卫壮乡苗岭的各族人民。当地百姓为感谢仙女妹妹为救护百姓而做出的牺牲，将她安葬在开化府地区并举行隆重的祭祀仪式来祭拜她。冬去春来，神仙妹妹的坟头长出一种百姓从未见过的小草，这种小草有三个枝杈和七片叶子，顶端生长一簇晶莹剔透、似红宝石的红籽，相互叠缀成一个圆盘形，艳丽无比、楚楚可人。当地姑娘将红籽采摘后栽种在仙女妹妹的坟冢周围，很快便萌生出很多这种三枝七叶的小草，并迅速地蔓延整个山冈。但大家都不知道这神奇的小草有什么妙用。一天夜晚，有个姑娘在睡梦中见到仙女妹妹，仙女妹妹告诉她，这种小草叫三七，全身都是宝，它的根可以煮着吃，有强身健体的功效，生吃可以医治心口疼痛等病，捶磨成粉后抹糊在伤口上能快速止血消肿。醒来后，姑娘向村民们讲述仙女妹妹在梦中所说的话，百姓根据仙女妹妹的嘱咐使用三七，果然效验如神。一传十，十传百，三七草的神奇功效很快就传遍壮乡彝岭的各村寨。各村寨的村民们不论上山打猎，还是砍柴、种地，但凡外伤出血，就用三七根捶磨成粉涂抹伤口，血很快就会止住，伤口也不发炎红肿；百姓在日常生活中也将三七的根、茎叶、花等作为滋补的食品食用，而起到强身健体的作用。

人参在我国传统医药中占有重要的历史地位。《神农本草经》就有关于人参的记载，认为人参具"味甘，微寒，主补五藏、安定精神魂魄、除邪、止惊、明目、开心、益智，久服轻身延年"的功效。东汉医家张仲景在其所著《伤寒论》中收载方剂113首，方剂组成中包含人参者达20余首，充分肯定人参所具有的"温补、滋润、强壮、强精"等临床功效，可见人们对人参的重视程度。三七虽然被人们认识的时间较晚，仅400余年，但其地位却毫不逊于被誉为"百草之王"的人参。如清代赵学敏在《本草纲目拾遗》中写道："人参补气第一，三七补血第一，味同功亦等，故人并称曰'人参三七'，为中药之最珍贵者"，由此可见三七在中医临床的价值与重要性。但值得注意的是，如今人参在东北三省已实现广泛栽培，河北、山西、陕西、广西、云南、四川、湖北等省也有引种栽培，而三七因对生长环境有苛刻要求，目前除广西西南、云南文山、红河、曲靖、玉溪、思茅、临沧及四川、贵州等部分地区外，其他省区尚无引种成功者。

二、互通互融，扩大应用

我国西南地区自古是民族成分最复杂的多民族聚居区。在古代，中原地区常将西南与南方诸省视为蛮夷化外之地。但西南与南方的壮、苗、瑶、彝等众多少数民族群众也各自产生了具有民族特色的民族医药学，且随着民族迁徙、民族间文化交流，以及军旅、商贾等向内地传播而逐渐进入中原地区，与汉族医药文化产生交融，一些民族药物亦因此而成为著名的中药，这从有关李时珍与三七的传说可得到印证。

1587 年，明代广南府两位军官千里迢迢捎几坨三七药材到湖北，请当时的药物学家李时珍鉴别。这种药在当地彝族、苗族、壮族及军营中作为金疮药隐秘流传，据说能"度生防死，功效如神"，却搞不清为何如此。李时珍对这种药仔细研究，特意在手臂上制造伤口，然后涂敷三七粉末，结果伤口很快便愈合了；又在官府刚受过刑的犯人身上试验，效果也好得很。李时珍发现，犯人受刑时被打得鲜血淋漓，只要把三七嚼烂敷于伤口，很快即可止血；如果犯人在受刑前预先服用一二钱三七粉，能够促进阳气振作和阴血畅通，所以能够治疗一切血病。他在《本草纲目》中写道：

凡杖扑伤损，淤血淋漓者，随即嚼烂罨（覆盖）之即止，青肿者即消散。若受杖时，先服一二钱，则血不冲心，杖后尤宜服之，产后服亦良。

三七从西南地区传入中原，其临床认识日益丰富、日臻完善，临床应用亦更加广泛。

三七最初被西南地区少数民族作为常用药物。彝族是西南地区一个重要的少数民族，彝医药与中医药属同源异流关系。《明代彝医书》是楚雄彝族自治州食品药品检验所于20世纪80年代在云南省楚雄彝族自治州双柏县发掘的古彝文医药书，成书于明嘉靖四十五年，比李时珍《本草纲目》早12年。该书在配方中记载231种动物药、植物药与矿物药，其中就包括三七，说明在《本草纲目》成书以前，西南地区的彝医就已经在使用三七这味药材了。《滇南本草》由明代云南嵩明名医兰茂著，成书于1436年，比《本草纲目》早142年。该书载药458种，均为滇中各少数民族常用药，对此，兰茂在《滇南本草》自序中说："余幼酷好本草，考其性味，辨地理之情形，察脉络之往来，留心数年，合滇中菜蔬草木种种性情，并著《医门揽要》二卷，以传后世。"该书作为地方性本草专著，收载"土三七"，亦称为"水三七"，至今仍被滇中周边广大民族医所习用。《滇南本草》未收载三七，因三七主要生长在滇东南与桂西南等地区，滇中地区不产，不属《滇南本草》收录范围。但从土三七和水三七等药材名称，可以推测兰茂是知道三七这味药材的，甚至可能在临床上应用过。正如先有人参的称谓，才有"土人参"的叫法；对各种三七来说，必然是民间先有"三七"之叫法，才会产生"土三七"与"水三七"等药材称谓。三七亦在壮族、瑶族、苗族等少数民族医中广为流传，并有该民族固定的"称谓"，如壮族称三七为"清秀"，而苗家则把它叫作"猜"。

综上所述，三七在传入中原地区、被中医群体应用以前，已在广西、云南等地区广为流传和使用。首先是以彝药、苗药、壮药等少数民族药物的身份出现，后来随着少数民族文化与汉族文化交流的日益频繁，特别是《本草纲目》的问世及著名彝药"云南白药"在全国乃至世界的开发成功，使三七成为家喻户晓的药材，扩大了其应用范围。

三、三七名称的由来

对三七名称的来历，不仅很多当代人十分感兴趣，在有三七记载以来，古人亦对三七名称的来历有种种猜测和臆想。"三七"这种称谓由来已久，最早的汉文字记载见于1578年李时珍编著的《本草纲目》，以后历代医书对三七及其药用价值多有记载。自《本草纲目》以来的400余载，无数医家、学者和文人对三七之名进行过许多考释却无定论，仍众说纷纭，莫衷一是，但概括起来，主要包括五种说法。

其一，是以三七的药性或功效释名。中医首次对三七以药性与功效释名者当属《本草纲目》，从该文献【释名】项记载的"彼人言其叶左三右四，故名三七。恐不然。或云本名山漆，谓其能合金疮，如漆粘物也，此说近之。金不换，贵重之称也"推测，李时珍认同从药性与功效释名，而不认可从植株形态释名，从书中附方三七与山漆名称混用的情况看，李时珍以三七作为正名，而山漆作为异名，反映出三七在当时中医中已作为定名广泛使用。

其二，是以语言音译释名。以语言音译释名者主要是文山周边的苗、瑶、彝等少数民族。文山壮族苗族自治州所辖区县在清代主要由广南与开化两府管辖，是南部百越族群与北部氐羌族群的交汇区域，自古就是多民族聚居区，直到清朝康熙和乾隆年间，文山地区才完成地方志的编撰，之前尚无志书可供查考。流传至今可供查考的记载三七的汉文字资料极少，记载三七的最早志书当属清朝时期的《广南府志》，在其之前有关三七的记载只能从各少数民族语言进行查考。文山乃至西南地区的各少数民族对三七有本民族的称谓，很早就流传着各种版本有关三七的史话与传说，说明各民族应用三七的历史相当久远，三七最初命名人当属古代少数民族群众，这是毫无疑问的。如苗族是早期发现并应用三七的民族之一，苗语将漆称为"猜"（chei），并将生长于深山的各种"猜"称为"山猜"。据部分苗族老人回忆：他们的祖先早就知道山漆是黏的，用来漆东西，还说也可以做药。后来在山里发现一种草，能医刀伤、创伤出血，放上去就像山漆熬制的漆一样，能粘住伤口，伤口就好了，因此，就把它叫作同名的"山猜"。苗族人用苗语常说"做药的猜"与"漆东西的猜"。今天在文山壮族苗族自治州仍有苗族同胞将三七叫作"猜拈"，意指家种的三七；而将山上很像三七的植物叫作"猜锅"，即野生的三七。而居住在云南中南部新平彝族傣族自治县、双柏县等山区的古彝族部落将三七称为"沙此"或"赊马波"。显然，三七名称的来历似乎与苗语"山猜"或彝语"沙此"等谐音有关，汉族结合其"粘合金疮如漆"等功效，根据谐音称之为"山漆"，久而久之简化为"三七"。李时珍认同这种说法，恰恰体现我国各民族之间医药文化的相互融合与交流。

其三，是以植株形态释名。世人多以为这类说法出自李时珍的《本草纲目》，事实上这是误解，李时珍并不认同这种说法，应该在《本草纲目》之前就有"三枝七叶"的说法。成书于 1576 年的《医门秘旨》首次从植株形态角度对三七释名，该书由张四维著，书中记述："三七草，其本出广西，七叶三枝，故此为名。其根类香白芷，味甘，气辛，温性微凉，阳中之阴，散血凉血，治金疮刀斧伤立效，又治吐、衄、崩漏之疾。边上将官宝之为珍。如有伤处，口嚼吞水，渣敷患处即安。血症之奇药也。"显然，后世与近现代医家多沿用该说法。如清乾隆年间的医家赵学敏所著《本草纲目拾遗》（1765）引《宦游笔记》记载："每茎上生七叶，下生三根，故名三七。"清道光年间的云南巡抚吴其浚在所著《植物名实图考》（1848）中绘制三七原植物图（地上部分），图中三七有两个复叶，左小叶三片，右小叶四片。

其四，是以栽培生长特点释名。这类说法多为民间口头流传或近现代文献记载，诸如"三七命名因栽培特点需三成光、七成阴之环境而名""因三月出苗，七月采挖而命名三七""因三分栽、七分管而命名三七""长三年后在七月采挖，故名三七"等说法。

其五，尚有采用上述多种说法共同释名者。针对三七释名，除药性释名、音义释名和形态释名外，亦有将上述释名方法结合者。如1980年4月，云南省文山壮族苗族自治州医药公司在编写《三七》这本科普书时就采取栽培特点与形态特征共同释名，写道："因播种后三至七年方可采挖，植物形态多为茎生三枝、枝生七叶，故名三七。"

总之，三七名称的考证应采取科学严谨的态度，要力争体现本草考证追本溯源的原意。从《本草纲目》所记载"此药近时始出，南人军中用为金疮要药，云有奇功"看，在李时珍以前，三七的称谓就已经确定，并非其首创。这些在西南地区各民族百姓间世代流传的关于三七之故事或传说，寄托着各民族对三七的厚爱与情结。

第二节 三七的产地

三七最初的产地主要集中在广西西南部与云南东南部地区，是三七药材的道地产区与主要集散地。但随着时代变迁，受各种因素影响，三七产地逐渐向云南省文山壮族苗族自治州集中，形成以"文山三七"为核心品牌的规范化种植基地。目前，随着产业的发展与壮大，三七种植与产业发展开始向文山壮族苗族自治州周边的各州、市，甚至贵州、四川、广西等省的部分县、市辐射，三七种植与产业发展终将摆脱地域束缚而逐渐形成以"云南三七"为主产区与道地产区的规范化种植与产业发展格局，"云南三七"逐渐成为当前与未来的三七主要品牌与名片。

一、三七的历史产地

三七的历史产地主要集中在广西西南与云南东南，形成"田七"与"文山七"两个主要的三七药材道地产区。其中，广西西南产地主要集中分布在今桂林市恭城瑶族自治县、河池市南丹县、靖西市、德保县、田阳县、田东县等县市，是三七道地药材"田七"的主产地；而云南东南产地主要集中分布在今文山壮族苗族自治州广南县、文山市、马关县、富宁县、麻栗坡县等县市，是三七另一个道地药材"开化三七"

即"文山三七"的主产地。"田七"与"开化三七"成为明清以来历史上最主要的三七道地药材而备受欢迎。

广西是"田七"的主产区，历代文献多有记载。明万历年间编修的《广西通志》（1597）第三十一卷物产篇提到"三七，恭城（今桂林恭城瑶族自治县）出，其茎七叶三根，故名。形似白及，有节，味微甘，以末掺猪血中化为水者真。山羊，南丹那地土州出，以常食三七叶，取其血更佳。三七，南丹那地（今河池南丹县那地乡）并各土司俱出……三七，南丹、田州出，而田州尤妙"，这是历史文献对道地药材田七最早的官方记载。《百色厅志》（1891）亦记载"惟三七一种，今岁进贡品，仍归厅县承办，合奉议州（今田东、田阳、德保县交界一带）三属捐摊，以所析田州都里定银锭数等，差由厅汇解盐法道，转缴府院贡进"。《归顺直隶州志》（1897）记载"三七，前以田州产者为最良，今苗裔尽迁于州属之荣劳、南坡一带地矣"，据考证，荣劳、南坡就是今百色靖西市的荣劳乡与南坡乡。《增订伪药条辨》（1927）亦云："三七，原产广西镇安府，在明秀镇，隶田阳，所产之三七，均贡田州，故名田三七。"《中国药学大辞典》（1956）更是说"三七产广西田州产为正地道，近日云南多种亦可用"。显然，广西田州地区是三七药材的主要道地产区是有文献记载并得到公认的。田七作为三七重要的别名，显然其命名方式主要与其产地与集散地有关。明清时期的田州既是三七的主产地，亦是主要集散地。虽然当时广西三七产地有南丹、恭城和田州等多个县市，但因田州是田七最大的集散流通地，历代便以田州地名来标识广西地产三七，称之为"田州三七"或者"田三七"，简称为"田七"。

云南是"开化三七"的主产区，逐渐发展为以"文山三七""云南三七"等为地理标志的三七产业体系。广南府在明朝尚属三七主产地，当广南、富宁、文山等产地从广西省划入云南省后，云南三七才被独立记载。如清代乾隆《开化府志》（1785）曾记载"开化三七，在市出售，畅销全国"。吴其浚在《植物名实图考》（1848）记载："余在滇时，以书询广南守，答云，三茎七叶，畏日恶雨，土司利之，亦勤栽培……盖皆种生，非野卉也。"民国《新纂云南通志》第四卷物产篇："三七，广南各乡山地，文山、马关、富州、麻栗坡均产。"开化就是今文山市，是当时云南地区三七的主要生产和流通中心，同样是以地名为标识而称之为"开化三七"，就是现今畅销全国的云南"文山三七"的前身。

二、三七产地当代变迁

明清时期虽然形成"田七"与"开化三七"两个历史道地产区，但后来受各种因素影响，三七主产区逐渐向云南的文山地区乃至其他州、市倾移，特别是20世纪90年代以后，广西地区三七种植面积逐渐萎缩，到2008年，田东县（古称田州）周边县、市几乎没有种植三七者，田七这一道地药材逐渐退出历史舞台。而与田七截然相反的是，云南省文山壮族苗族自治州的三七产业却得到快速发展，逐渐形成以云南三七，即开化三七为核心的道地产区。究竟是什么原因使广西田七（田州三七）从享有盛誉300多年的三七原产地和主产地，到目前已跌到衰亡的边缘，而云南三七（开化三七）却快速崛起，支撑起整个三七产业？这很值得深入探讨。

众所周知，在中国各民族传统医学史上十分强调药材的道地性，这是各民族医师评价所用药材品质优劣的一项重要标准。作为约定俗成的概念，道地性强调药材要具有传统公认、品质优良、临床疗效佳且生长于特定地域等属性。盛产道地药材的特定地域称为道地产区，通常具有特殊的地质地貌、气候等自然生态环境与人文环境。在国外，虽然没有道地药材的说法，但与其类似的提法当属"原产地域产品"，主要指采用产自特定地域的原材料，按传统工艺所生产的品质、特色或声誉在本质上取决于原产地域地理特征的并以原产地域名称命名的产品。目前，原产地域产品得到全世界多数国家的认可，并成为从知识产权角度保护产品独占性的措施和手段，范围涵盖所有农产品，包括中药材。对每个药材品种来说，其道地性通常历经数百年甚至数千年临床与实践应用总结而形成，多经过漫长的历史演变过程。云南省文山壮族苗族自治州及其周边的州、市能够逐渐成为全国公认的三七药材主产区与道地产区，是多方面因素综合作用的结果，不外乎以下五大因素。

（一）独特的自然和地质环境

中医临床用药历来提倡选用质优效佳的道地药材，认为"凡用药必须择州土所宜者，则药力具，用之有据"。三七是五加科人参属的重要成员，对生长环境具有选择性，学界多年研究结果显示：在世界范围内，仅云南的东南部与南部地区、广西西南部地区和越南北部适宜三七生长，是三七的优质产地，共同组成世界三七产地的黄金三角，其分布范围相对局限。

现代研究表明，地球化学元素与三七有效成分含量之间具有明显的相关性。三七种植区域主要位于北纬 22° 40′ ～ 24° 28′ 和东经 103° 35′ ～ 106° 11′ 之间，以文山壮族苗族自治州为主。

文山壮族苗族自治州东临广西省百色市，西连红河哈尼族彝族自治州，北接曲靖市，而南部富宁、麻栗坡、马关等县与越南接壤，是滇、黔、川等省通往亚太地区的主要陆路通道之一，被誉为"滇东南大门"，其土壤类型主要是黄红壤和红壤，土层深厚、疏松，富含稀土元素和铁、钙、钴、钼等微量元素，这种土壤地质背景非常适合三七生长，为云南道地三七的形成提供了重要的地质环境。

从自然生态环境看，三七种植区域多地处中越边境的北回归线两侧，历来属交通不便、相对闭塞的民族地区，这里的森林植被、土壤和水源等尚未遭到破坏，自然生态环境保持较好。特别是中华人民共和国成立以来，各级政府采取各种措施对区域内森林植被进行保护与修复。1986 年 3 月 20 日，云南省人民政府批准建立以麻栗坡县、马关县老君山等为核心区的热带森林生态系统类型自然保护区，并将下新箐亦纳入管理范围。1992 年 7 月 1 日，文山壮族苗族自治州人民政府将老君山、马关县古林箐、麻栗坡县下新箐、火烧梁、茨竹坝村等原始阔叶林划为云南省文山壮族苗族自治州森林和野生动物类型自然保护区。目前云南三七产区主要集中在老君山等自然保护区周围，加之云南东南部地区多为典型的农业州市，至今尚无工业污染的现象，自然环境条件优良。从该角度看，云南能够成为公认的三七道地药材生产基地和故乡，是与其独特的自然和地质环境密切相关的。

（二）适宜的地势地貌与气候条件

三七在漫长的进化过程中逐渐形成对环境适应性差的生物学特性，属生态脆弱性植物，对海拔、纬度、温度、土壤、降水等极其敏感，有极为严格的要求，目前世界范围内仅北回归线附近的文山壮族苗族自治州及其周边州、市适合其生长。

三七生长需要高海拔低纬度、半阴潮湿的生态环境，属阴生植物，对光敏感，喜斜射、散射、漫射的光照，忌强光，透光度一般以 30% 为宜。如光照过弱，则植株徒长，叶片柔软，主根增长缓慢，容易得病；如光照过强，则植株矮小，叶片易灼伤。三七虽然对土壤要求不高，适应范围广，但以土壤疏松、排水良好的沙壤为好；虽喜潮湿但怕积水，土壤含水量以 22%～40% 为宜，凡过黏、过砂及低洼易积水地段都不宜种植；忌连作，土壤酸碱度要求 pH 值介于 4.5～8 之间。对气温有严格要求，夏季不超过 35℃，冬季不低于零下 5℃，生长适宜温度介于 18～25℃ 之间。同时满足上述条件的自然环境主要集中在我国西南地区，为三七生长提供最佳自然条件。

三七的种子具有休眠期，只有保存在湿润条件下才能完成生理后熟而发芽，种子发芽的适宜温度为 20℃ 左右。种子在自然条件下寿命仅有 15 天左右，一旦水分过低就丧失生命力，宜随采随播，或层积处理。20 世纪 70 年代，日本曾移种过三七，与文山壮族苗族自治州处于同一纬度的很多国外地区也曾从文山壮族苗族自治州移植栽种三七，甚至模仿文山壮族苗族自治州的气候环境，人工建造温室来种植三七，但其结果均不理想，这些地区所培育的三七与文山三七无论在外部形态还是内部构成成分等方面均存在较大差异，说明这些地区均没有满足三七生长所需要的诸多条件。

文山壮族苗族自治州地处云贵高原东南部，西北高东南低，北回归线横贯全州，海拔在 1000～1800m 之间，其中最高点是文山市的薄竹山，海拔 2997m，最低点是麻栗坡县的天保国家级口岸，海拔仅 107m；其东南邻近北部湾而西南邻近孟加拉湾，属亚热带季风气候。总体说来，文山壮族苗族自治州境内气候主要表现为冬无严寒、夏无酷暑的特点，年平均气温主要在 15～20℃之间变动。境内多属岩溶地貌，六诏山、结露山、老君山、蒙山等主要山系属云岭山系的余脉；境内有南盘江、西洋江、南溪河、盘龙河、畴阳河等河流，分属红河、珠江等水系；全州面积共 32239km^2，其中 70% 地区属亚热带，仅 30% 地区属温带，整年气候表现为"一年有冷热，久雨变成秋；冬晴如春暖，惊蛰有冬寒"的特点。独特的地理区位、地势地貌等使三七种植区域表现出其特有的气候条件，不仅光照充分、雨量充沛，且在气温方面表现为年温差变化不显著但昼夜温差较大的双重特点。如此的气候条件不仅有利于三七干物质积累，更利于有效成分生物合成，这是云南三七在产量、品质等方面优于其他产地的主要原因。

近年来，云南省的玉溪市、红河哈尼族彝族自治州、曲靖市、思茅区、临沧市、保山市及贵州省、四川省、广西省部分县、市对文山三七进行引种驯化，培育的三七在外部性状与化学成分等方面与文山三七比较接近，说明文山及其周边州、市是能够满足三七种植与生产要求的，其质量优劣有待深入研究。

（三）规范的种植技术

三七种植不仅在云南东南部地区有悠久历史，且形成独特的种植技术与文化氛围。云南最早种植三七的是三七发源地老君山及周边几个乡镇，隶属文山壮族苗族自治州。全州下辖7县1市，其中平坝、盘龙、古木等乡镇以栽种三七而闻名，是全国最早大规模种植三七的乡镇。

砚山县在明清时期就有栽种三七的历史，20世纪30年代初，全县有89户人家种植三七，占全县总户数的8.5%。中华人民共和国成立后到土地改革时期，三七栽种户数更是发展到 613 户，几乎家家户户都栽种三七。文山市古木镇居民在中华人民共和国成立前主要靠搓棕绳为业，生活十分贫困，中华人民共和国成立初期生活虽有改善，但主要靠国家救济维持生计。中共十一届三中全会后，古木镇大力发展三七种植业，到 1986 年，全镇 1065 户中有 96% 人家在种植三七；1986 年统计结果显示，仅三七种植方面的人均收入就达到 2180.76 元，与种植三七前比较，家庭收入增长超过 19 倍，涌现出多家万元户，全镇终于脱掉贫困的帽子。

规范三七种植技术是三七品质得以保证的关键环节。随着三七产业全面的快速发展，社会对三七药材需求量急剧增长，原先以户为单位的松散型种植越来越不适应未来三七产业发展，需要在现代科学技术支持下实现三七的规模化与产业化开发，实现大规模的三七无公害种植，培育优良种质资源。

通过近 30 年的努力，云南省围绕三七开展大量相关科研工作并取得突出业绩，在化学成分研究、药理活性筛选、种质资源筛选、种质技术研究、质量标准制定等方面取得极大进展，规范化的三七种植基地已形成一定规模。

为解决三七种植与开发方面的技术难题，早在 1985 年云南省就在文山壮族苗族自治州成立三七科学技术研究所，不断吸取现代先进科学技术，针对三七规范化种植相关技术深入研究，为三七规范化规模化种植技术全面推广奠定坚实的基础。云南省委省政府深刻意识到不仅要让农民知道无公害种植，还要掌握规范化种植技术而全面推广，有关部门制定详细的种植规范。2000 年，文山壮族苗族自治州建立 2000 亩无公害三七示范基地，当年就带动当地农民种植无公害三七达 5800 亩，2001 年更是达到 11167 亩，三七规范化种植技术推广初见成效。

2001 年，文山壮族苗族自治州将三七产业作为全州支柱产业来抓，制定 2001—2005 年的三七无公害种植规划，计划达到 3 万亩并逐步实现三七无公害化种植。2002 年 12 月 17 日，云南省质量技术监督局和文山壮族苗族自治州人民政府在昆明举行"文山三七原产地域产品保护"的新闻通报会，将国家正式对文山三七实施原产地域产品保护这一重大成果向全社会通报。国家质量监督检验检疫总局根据《原产地域产品保护规定》，通过对文山三七原产地域产品保护申请的复查，于 2002 年 11 月 8 日发布第 111 号公告，批准对三七实施原产地域保护，"文山三七"成为云南省继宣威火腿之后由国家实施保护的第 2 种原产地域保护产品。

在云南省委与文山壮族苗族自治州州委的大力扶持下，2003 年 9 月 18 日，文山三七规范化规模化种植基地顺利通过国家食品药品监督管理局组织的 GAP（良好农业规范）试认证，11 月 20 日通过正式认证，这是全国第一批亦是云南省第一个通过 GAP 认证的中药材品种。

按照文山壮族苗族自治州 2010—2015 年的发展规划要求，全州优质无公害三七种植面积到 2010 年要达到 6 万亩，占全州三七在地面积控制数的 92.3%；到 2015 年，全州所有三七种植面积全部实现优质无公害化栽培。

目前，云南省通过多年研究与实践，已形成完善的三七规范化种植技术体系，文山、砚山、马关等主要三七种植地区实现三七规范化规模化种植，基地生产鲜三七的平均亩产量可高达 929.2kg，与对照样地相比较，增产达 50.9kg；基地出产三七的总皂苷含量远远高于《中国药典》的含量要求；对影响三七质量与信誉的农药残留、重金属含量超标等难题深入研究，寻找解决的办法。规范三七种植技术为三七产业走向更广阔的国际市场奠定坚实的基础。

（四）悠久的民族文化

云南省是西南众多民族聚居的边疆地区，彝族、瑶族、壮族、苗族、汉族等 12 个民族以"大杂居、小聚居"的方式共同生活在这片土地上。在汉族大量进入西南以前，各民族已发展出本民族的医药知识与经验而长期流传于各少数民族间，为各种药物临床运用与开发研究奠定基础。如董弗兆等经多年考证发现"七"类药物名称是由苗语翻译而来，"七"与"漆"在苗语都叫"猜（chei）"，属同名异物现象。

此外，云南地区的少数民族多擅长传统农耕方式和各种传统技术工艺，为三七精耕细作的优良传统与独特传统加工技艺等实现知识储备。如七农在栽培三七时常使用大量农家肥，拒绝使用化肥；在三七药材加工过程中多使用荞麦等打磨。这些知识与经验都是当地各少数民族长期的经验积累，与各民族的生活习俗和民族文化密切相关。

在数百年三七栽培历史上，通过不断对三七种植、加工等技艺的筛选与淘汰，云南逐渐形成三七规模化、专业化的种植和加工技术体系与格局，虽历经波折，但始终未中断种植而形成主产区，种植面积占全国98%，这些都与长期形成的三七文化和各民族文化密切相关。可以说，各民族文化对云南三七道地性的形成起到至关重要的模塑作用。

第三节　三七的价值

　　三七最初是广西与云南地区苗族、壮族、瑶族、彝族等少数民族习用的民族药材。明清时期，中原地区对西南民族实施"屯军""改土归流"等控制措施，西南诸少数民族与中原汉族交流日益频繁，三七亦逐渐传入中原地区并被广大中医与群众所接受，其价值日益凸显。三七的价值是广泛的，总体来说，主要涵盖药用价值、食用价值、文化价值等多个方面。

一、三七的药用价值

　　历代中医本草著作对三七的药用价值给予充分肯定，用于治疗金疮、损伤跌打、吐衄和崩漏等。三七最初是被南军用作治疗外伤的金创药，因功效神奇而被《本草纲目》收载，对此李时珍说：

　　"此药近时始出南人军中，用为金疮要药，云有奇功。"

　　显然，在《本草纲目》以前的相当长的历史时期，三七被南方各族军民用作金创圣药，李时珍在此治疗金创基础上对其治疗疾病有所扩展与完善：

"凡杖扑伤损，瘀血淋漓者，随即嚼烂罨之即止，青肿者即消散。若受杖时，先服一二钱，则血不冲心，杖后尤宜服之，产后服亦良。"

从《本草纲目》所载治病药方看，三七主要治疗吐血、赤痢、血痢、大肠下血、妇女血崩、产后血多等病证，用于治疗各种出血症；此外亦治疗男女赤眼、无名肿毒、虎咬蛇伤等。清代名医陈士铎认为三七可治疗上、中、下三焦之血证，在《本草新编》（又名《本草秘录》）中记载：

"一味独用亦效，加入于补血补气药中则更神。盖此药得补而无沸腾之患，补药得此而有安静之休也。"

从陈氏的记载可以看出三七具止血、活血、补血等三个方面的临床功效，具有"补血不留瘀"的特点。赵学敏对三七补血效果更是高度肯定，其在《本草纲目拾遗》中将三七补血效果与人参补气相提并论：

"人参补气第一，三七补血第一，味同而功亦等，故称人参三七，为中药之最珍贵者。"

1769 年，黄宫绣对三七民间用药用法深入考察，发现其不仅可止血且能活血。在此基础上阐明止血定痛的临床机理，在其著作《本草求真》中说：

"三七……世人仅知功能止血住痛。殊不知痛因血瘀则痛作,血因散散则血止。三七气味苦温,能于血分化其血瘀。"

清末名医张锡纯认为,三七一味即可代《金匮》之下瘀血汤,且较下瘀血汤更稳妥也。1860 年,黄元御著《玉楸药解》,对三七功效记载道:

"和营止血,通脉行瘀。三七行瘀血而敛新血,凡产后、经期、跌打、痛肿,一切瘀血皆破,凡吐衄、崩漏、刀伤、箭射,一切新血皆止……"

显然,随着中医药文化的传播与发展,对三七药用价值的认识越来越深入、越来越完善,比前人有更全面的认识。

二、三七的食用价值

我国民间很早就将三七与其他食材配合而做成药膳,用于养生、保健与治病而形成三七药膳文化。云南地区的药膳文化十分普及并融入当地百姓的日常生活,成为千家万户餐桌上的美味佳肴。在很早以前,西南地区各族人民就认识到将药材与食材配合,可起到"药借食味、食助药性"的效果,很多百姓都有服用药材粉或将药材加入膳食食用的习惯。从全国范围看,西南地区心脑血管系统疾病发病率最低，这可能与当地人经常食用三七药膳有关。

西南地区少数民族文化多样，三七药膳亦形式多样。三七药膳根据三七炮制方法的不同可分为生三七药膳与熟三七药膳；根据药用部位不同可分为三七花药膳、三七根药膳、三七叶药膳、三七须根药膳等；根据配伍食材不同，当地百姓亦发明出多种形式的三七药膳，如三七煨猪肉、三七蒸鸡蛋、三七汽锅鸡、三七炖鸡、三七蒸血鸽等，其中以"三七汽锅鸡"最著名。

"汽锅鸡"是云南特有名菜，历史悠久，久负盛名。早在清代乾隆年间，汽锅鸡就在滇南流行，后逐渐传入红河、玉溪、昆明、曲靖等周边州市及广西地区而形成系列"汽锅鸡"药膳。昆明首家专营汽锅鸡的餐馆开设在福照街上，取名为"培养正气"。当地百姓逐渐认识到将药材（如三七、天麻、冬虫夏草等）配入汽锅鸡，除可使汽锅鸡更鲜美外，尚可发挥药物健脾除湿、润肺止咳、补肾强腰等功效，对慢性病患者疗效显著，逐渐发展出滋补佳肴，汽锅鸡声名愈盛，很多来昆外地人都要一尝方休。特别是近几年，汽锅鸡种类越来越多，发展出"三七汽锅鸡""虫草汽锅鸡""人参汽锅鸡"等十几个系列。

西南地区百姓除用三七制成药膳外，还发明三七花茶、三七泡酒、三七醋等相关产品。其中值得一提者是有300多年历史的"七醋"。"七醋"用三七酿造而成，最初产于文山壮族苗族自治州富宁县。富宁县自古就是文山地区对外发展贸易的交通枢纽，特别是明清时期，运往广西的三七多从这里经过。"七醋"采用当地少数民族民间流传的传统液态发酵工艺酿造而成，整个过程有若干对"七"的要求，如要用农历每月初七的泉水来酿醋；酿醋的糯米要浸泡整整七天，不能少一天也不能多一天；糖化时必须经过三个七天，少一天多一天都不理想；液态发酵周期为七七四十九天；等等。七醋以糯米和三七为主要原料加工而成，产品呈琥珀色，具有醋香扑鼻、味道纯正、酸而不涩等特点，不仅用作烹饪作料，亦可当保健品直接饮用。过去生产七醋主要靠自然界微生物发酵，不仅生产受季节限制，而且工艺落后、原料利用率低。显然，在保证三七相关产品的品质与传统风味的前提下，引入现代科学技术进行工艺改良从而实现产业化，是三七产业发展的必由之路。

三、三七的文化价值

三七的文化价值体现在各族人民对三七的发现、驯化、种植、加工、运输、销售、利用等各个环节。以三七为载体，各族人民深刻表达人与自然及人与人之间产生的各种理念、信仰、思想感情和意识形态等。简而言之，就是各族人民在发展过程中所创造的各种有关三七的物质财富与精神财富的总和，称为三七文化，其内容丰富多彩，形式多样。如从人类创造成果的视域剖析三七文化的结构特征，可分为物质文化、制度文化和精神文化等三个层次。

在物质层面，三七文化包括各种生产的实体、产品、文化遗迹、自然风物等。首先，包括直观的各种生产三七的实体，如三七种植基地、生产车间、三七阴棚、生产工具与设施等；其次，是利用三七生产的各种产品，不仅包括临床治疗、餐饮、销售、文化交流等过程所使用的各种产品，如三七药材、三七饮片、三七粉、三七花等，也包括以三七为原料所开发的各种医药产品、化妆用品、保健用品、功能食品等；再次，是与三七有关的本土文化遗迹，即因生产流通、产业发展而形成并留存至今的各种有关三七的历史遗迹、现代建筑与城市设施等；最后，是与三七种植相关的各种自然风物，如自然景观构成的老君山、普者黑、西华山、盘龙河等生态保护区。

在制度层面，三七文化包括与三七产业发展有关的组织机构、法律法规与礼俗行为等。组织机构作为战略决策者，为三七产业发展发挥不可替代的作用，如文山壮族苗族自治州三七产业发展领导小组、文山州三七特产局等。法律法规是指各级政府针对三七产业发展而制定的各种政策性文件，如《中共文山州委、文山州人民政府关于加快三七支柱产业发展的决定》《中共文山州委、文山州人民政府关于进一步加快文山州三七产业发展的意见》《文山三七产业宣传方案》等。礼俗行为则是在三七生产与流通过程约定俗成的各种行为仪式、行为规范、行为模式等，如行业协会制定的三七等级评定规范、三七栽种和采收的各种规范、仪式与风俗等。

在精神层面，三七文化包括历史记忆、精神范式、名誉、文学艺术等。所谓历史记忆，一是指各产地在400多年的三七生产历史上所形成的各种历史文化，虽然目前很多历史遗迹已不复存在，但却成为历史记忆在影响人们的精神追求与精神生活；二是指围绕三七生产、加工、流通等环节、"中国三七之乡"形成、三七古道贸易开辟等历史事件所内化形成的各种劳动精神、开拓精神与创造精神；三是"三七闻名天下"所形成的各种美誉，属无形资产；四是指以三七为主要题材的各种文学创作与艺术创作，包括有关三七的各种神话传说、民间故事、诗词歌舞、茶艺技艺等。

长期以来，人们仅看到三七药用价值所带来的经济效益，将三七视为普通的药材或土特产，尚未意识到三七所蕴含的文化生命力。三七文化以三七的医药文化与饮食文化为核心，将传统文化与现代文化有机融合，为保障各族人民健康生活做出巨大贡献。

总体来说，三七文化内涵与外延非常广泛，包括栽培技艺、种植发展史、制度文化、营销文化、文学艺术、医药文化、饮食文化等多方面，对三七文化认识态度的正确性与科学性，不仅关系到其现实的发展状态，且决定其未来的发展走向。

　　在传统文化日趋全球化的时代，我们不仅要唤醒本民族的文化自觉意识，树立应有的文化自信，而且要对三七文化生命力与发展前景怀有坚定执着的信念，勇于开拓与创新。

　　我们要清醒地认识到"越是全球化，越应当保持自己的民族特色与文化个性，否则就会在全球化浪潮中迷失自我"。三七文化的形成是个漫长的动态过程，在古代，三七在生产与流通过程中逐渐被注入各种厚重的历史文化要素而形成具有民族特色与地域特色的文化内涵。在当代，三七产品的产业化开发及对其在临床、化学、药理等方面的深入研究，使得三七文化被注入现代文化的内蕴。未来社会发展中，三七文化还将不断被融入更多新要素，突显其新时代的价值而备受关注。

第四节　三七的产业

三七是我国传统中药材，主要用于治疗跌打损伤、心绞痛、冠心病、脑血管后遗症、高脂血症、高血压等多种疾病，在中医药行业占有重要地位，成为仅次于人参的中药材大品种，是血塞通注射液、血塞通片、复方丹参滴丸、片仔癀、云南白药等大品种中成药的主要原料。

皂苷类成分是三七主要药效成分，目前研究较为系统。迄今为止，已从三七不同药用部位分离得到 120 余种成分。我国以三七入药的中成药品种达 400 多个，涉及 3200 多个药品批准文号与 1300 家生产企业，年均需求量达 800 万 kg，三七产业体系初步形成并呈现快速增长的良好势头。

三七种植历史虽已达 400 余年，但中华人民共和国成立前发展形势并不乐观，云南地区三七种植面积仅几百亩，而广西种植户更少。中华人民共和国成立后，地方政府认识到三七所蕴含的价值，采取系列措施大力发展三七产业，但道路是曲折的，从 1951 年到如今的 68 年间，三七产业发展主要经历 4 个时期，依据对广西、云南等三七产区的田野调查与文献研究，系统总结出三七产业发展现状、存在问题及取得的成功经验。

一、统购统销时期

1950—1979 年，主要特点是集体种植、统购统销、产销平衡等。在中华人民共和国成立初，三七种植尚未受到重视，主要是零星的种植。1951 年文山地区三七在地面积仅 785 亩，产量 5033kg，单产与总产量都很低，三七供不应求。

当地政府认识到三七种植的重要性，组织制定种植计划，号召各族人民群众大力发展三七种植，到 1956 年便发展到 5850 亩，产量达 3.75 万 kg。但由于各种因素的影响与制约，三七生产受到严重限制，三七种植主要是按计划供给指标来发展，三七生产陷入停滞不前、供求紧张的局面。1965 年云南省针对三七生产回落等问题明确提出"要想尽办法千方百计抓起来，要为国家着想，要为人民服务"的工作要求。1966 年在文山壮族苗族自治州组织召开三七工作会议，成立三七领导工作小组并建立三七专业农场，培养上千名专业技术人员，总结与推广三七栽培技术及病虫害防治经验，三七单产逐步提高，在某种程度上缓解了三七供求关系的压力。

根据工作指示，省、州、县各级药材公司负责三七生产种植计划的指导工作与收购调拨，国家在资金方面给予大力扶持，实行奖售政策。但这种计划性质的种植不能很好协调供求关系，仅1974年当年，三七种植就达26604亩，在地面积达43400亩，年产收购量迅速突破100万kg，远远超过当年市场需求而造成库存积压。

1965—1974年，三七种植虽然存在供求关系等问题，但总体说来是良性发展的，仅三七税收与商业经营上缴利润就占地方当年财政收入近一半，使三七规模化种植成为文山地区经济发展的支柱产业，这就是人们所说的三七第二次恢复与增长期。

1975年以后，从云南省委到文山地方的系列政策调整使三七种植受到严重冲击，个别地方甚至出现用牛犁、火烧销毁三七园和三七种子等极端措施限制三七种植。到1979年，文山地区三七在地面积已锐减到1.2万亩，产量下降到12.6万kg，极大挫伤各族人民群众种植三七的积极性，使国家与集体经济遭受巨大损失，三七产业发展遭受严重挫折。

特别是1980年，更是要求严格按照计划种植三七，不得超计划种植，多余种子要销毁，调整奖售政策，解散生产指导机构，截至1983年年底，三七在地面积仅剩5400亩，收购量严重不足，仅占全国市场当年销量的十分之一，三七价格再次出现大幅度上扬。1975—1979年期间被业内称为三七大规模调整期。

二、改革开放时期

该阶段集中在 1980—1992 年，主要特点是计划经济向市场经济过渡，三七市场逐渐放开，出现个体化种植，但缺乏政策引导。

中共十一届三中全会后，家庭联产承包责任制在文山地区得到推行，广大七农拥有生产经营自主权，国家层面也放开对三七种植、经营等环节的管控，三七库存得到快速消化，三七销售出现供不应求的局面，价格再次上涨。文山壮族苗族自治州人民政府采取措施恢复三七种植，恢复州、县两级三七种植指导工作站和对重点产区的生产辅导员队伍的建设，将三七种植由集体化转变为专业户、重点户、"联合体"等形式为主，并对专业户与重点户等开展科学技术培训。

同时加强在科研方面的投入，成立文山州三七科学技术研究所和文山三七种植协会，针对三七种植、市场信息闭塞等问题与新产品、新用途开发等加大研究力度，极大推动三七种植业的发展。到 1987 年，文山地区三七在地面积达 4.8 万亩，收购量达 39.5 万 kg，极大地提高了当地七农的经济收入。据统计，仅文山市古木镇当年三七方面的人均收入就达到 2400 元，极大激发了七农种植三七的积极性，三七平均收购价格达到 220 元 /kg。日益宽松的市场环境极大地刺激了三七产业的发展，社会对三七的认知范围逐渐扩大。

三、工业化萌芽期

该时期集中在 1993—2008 年，三七产业主要特点表现为强化科技创新与投入，强调从工业化角度突破三七产业格局，市场流通日趋良性循环，三七种植业日趋持续发展，三七工业化产业格局初步形成。

经过前两个时期的震荡后，文山壮族苗族自治州人民政府抓住国家实施中药现代化与云南省打造"云药"品牌的良好机遇，将三七产业列为全州首选支柱产业培育与发展，成立三七特产局、三七产业发展领导小组、三七研究院等管理与科研机构。从原产地域产品保护、文山三七商标打造、三七国家标准制定、实施三七规范化规模化种植和三七生产质量管理规范认证等方面全方位构建三七产业支撑体系。

通过采取深加工、扶龙头、建基地、抓认证、建三七药物产业园区等系列措施，引导整个三七产业逐渐步入良性发展轨道。在此期间，云南省委省政府将三七产业培育作为打造"云药"产业的重点工作来抓，通过对三七规范化规模化种植基地建设、文山三七药物产业园区建设、三七药效物质基础研究等项目的扶持，取得一批在行业内具有较大影响力的科技成果，对促进三七种植业的可持续发展起到积极的推动与示范作用。

三七价格大幅度回升，仅 1997 年三七种植业产值就达到 1.25 亿元，2003 年增加到 5.12 亿元。到 2003—2004 年，三七价格再次出现较大涨幅，恢复到 80 元/kg，2004 年产值突破 10 亿元大关，总产量达到 450 万 kg，平均单产提高近 4 倍。2004 年在总产量大增后价格仍持续上涨，达 30% 以上。但从 2005 年起，三七价格又急剧下降，三七种植出现大幅萎缩。到 2006 年，三七市场价格又下跌至每千克 50 元左右，剪口价格甚至不到 40 元/kg。2007 年三七价格降到冰点，种子价格仅为 5 元/kg，三七药材每千克平均价格仅 40 多元，低价位运行持续到 2009 年下半年。2009 年下半年开始，三七价格起暖回升，当年种植面积就达 12 万亩，产量达 884 万 kg，文山壮族苗族自治州三七产业总产值达 21.52 亿元，初步形成以基地建设、产品加工、科学研究和市场平台建设为核心的三七产业化发展新格局。

四、产业体系成熟期

2009 年至今是三七产业体系构建与成熟期。随三七科技支撑与产业投入，三七成为预防与治疗心血管疾病的基础药物，企业方面的工业化需求与民间应用进一步扩大，三七市场需求量持续增长，再次出现供不应求的状况，价格大幅上扬并在高价位维持达 4 年之久，极大促进三七的市场需求与开发力度。

在市场经济机制下，三七产业发展迅速迎来种植高潮。2014 年，三七再次出现供过于求，价格开始回落，甚至大幅下跌，但三七使用量却在迅速上升。其间，国家食品药品监督管理总局（SFDA）批准的三七总皂苷原料药生产企业共有 14 家，批准生产的三七类中成药制剂品种多达 300 个，生产批文达 200 多个，生产企业超过 60 余家，相关产品销售收入高达 320 亿元，中成药大品种的培育与拉动效应无疑成为三七需求持续增长的根本动力。如血塞通系列药品已涵盖可开发的所有剂型，成为三七药材产业化方面毫无争议的龙头产品，年消耗三七饮片总量 250 万 kg 以上，仅粉针剂消耗量就达 200 万 kg。

同时，三七粉、冻干三七等新型饮片市场的成功开发亦推动三七的广泛使用，年消耗三七总量达 200 万 kg 左右。复方丹参系列药品的上市成功亦极大促进三七的消费，年消耗三七药材达 250 万 kg。仅上述 3 个方面相关产品就使三七消费总量达 800 万 kg 以上，占三七使用总量的 80%。

总体来说，产品加工的多元化发展使三七市场逐步拓展，产业体系逐步构建，产业化水平不断提高，使用量激增，整个社会需求量超过 1000 万 kg。

制定科学的规划性指导意见引导三七产品加工与种植是抵御风险的重要举措。2009—2011 年期间，全国三七总产量始终在 800 万 kg 左右徘徊，但价格变动却十分明显。

2009 年下半年，三七价格出现小幅度上扬，全年基本在 300～400 元/kg 价格振荡，价格波动不明显。但 2010 年春季，云南省遭受百年不遇的旱灾，三七产量大幅下降，部分企业趁机囤积居奇，加之人民生活水平显著提高，自我保健意识增强，对三七系列产品需求量与日俱增，导致三七供不应求，价格开始大幅上升。刚进入 4 月，三七平均价格就被拉升到 540 元/kg，市场价格是 1 个月前的两倍多，远远高出三七的历史价位。虽然 2010 年下半年三七价格开始趋于回落，但始终在 300 元/kg 以上运行，总体呈现供不应求的局面。

此后，三七价格持续上扬，在 2012 年下半年至 2013 年上半年达到历史最高位。其间，三七剪口价格甚至接近每千克千元，三七其他规格药材或饮片平均价格亦达到 800 元/kg，许多七农从中获得丰厚收益，种植积极性空前高涨；与此对应的是，三七下游产品生产企业则出现亏损，严重地挫伤其使用三七为原料生产的积极性，迫使部分企业减少对三七的使用量，甚至开始转产其他品种。基于如此形式，一大批有实力使用三七生产加工产品的企业纷纷在文山地区建立三七种植基地，甚至其他行业有经济实力的企业或个体经营户也开始介入三七种植，形成新的三七种植高潮。这时三七的种植成本亦在大幅度提高，每亩三七种植成本，仅种苗成本就达3万元左右；两年生三七的种植成本高达4万~5万。红籽价格达到500~600元/kg，最高时甚至攀升到每千克上千元。

三七种植区域开始向文山州周边的其他州、市延伸，种植面积大幅度增加。据有关资料显示，2013年云南省的三七种植面积达50万亩，2014年云南省种植面积达70万亩，再次形成三七种植的高潮。与种植不对等的是，2013年6月起，三七价格开始逐渐下滑，基本波动于400~500元/kg。至2014年，价格再次出现大幅下行，三七剪口（根茎）价格甚至低于200元/kg，平均价格仅有150元/kg，再次出现三七价格不抵种植成本的情况，部分种植户再次面临亏损的考验。

为规范三七行业发展，共同抵御风险，云南省相关部门和企事业单位成立文山三七产业协会与文山三七产业技术创新战略联盟，促进三七国际服务贸易发展，推进三七产业的传承和创新及国际化发展。

据行业协会统计，2015年云南省三七产业销售收入223

亿元，其中三七种植销售收入达 103 亿元，占全省中药材种植销售收入总额的 35%，全省以三七产品为主的企业达 67 家，三七产品销售收入 120 亿元。云南省三七产业得到快速发展，现代化水平逐步提高，培育形成一批龙头骨干企业，三七大品种培育取得明显成效，多层次市场流通渠道逐步形成，研发体系逐步完善。

显然，如何实现三七产品的全产业链构建、如何实施三七的标准化和国际化战略、如何加快培育下游产品等系列问题被重新摆在世人面前，从产业体系角度重构三七产业格局成为新的研究课题。

第二章

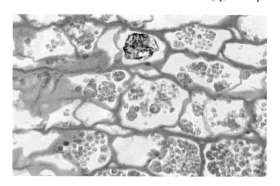

三七之品

第一节　三七的种植

三七主要以种植为主，但三七适应性差，对地质、气候等环境要求较苛刻，不耐严寒与酷热，喜温暖阴湿、冬暖夏凉的环境，生长发育期对土壤水分和环境湿度都有严格的要求。因此适宜的产区，科学规范种植，按时采收，才能从根源上保证三七的品质。

一、道地产区，品质之源

（一）三七种植生态基础

1. 土壤及地形选择

三七适宜在土层深厚、肥沃、疏松的砂质土壤中生长，中偏微酸（pH 值 6～7）的土壤最好。种植地块选择需要有一定的坡度，最好选择 5°～15° 排水良好并且保湿的缓坡地带，向阳、背风最佳。

2. 温湿度要求

三七性喜温暖阴湿，出苗期最适宜气温为 20～25℃，土壤温度 10～15℃，生育期最适宜气温为 20～25℃，土壤温度为 15～20℃。温度过低或过高都会造成种子萌发率降低，温度过高还会造成叶片发黄、脱落。三七是水分敏感植物，生长发育中要求环境湿润。正常生长需保持 15% ~ 40% 的土壤水分，园内相对湿度 70% ~ 80%，种苗出苗期土壤水分 20% ~ 25% 最为适宜。

3. 光照的影响

三七属于阴生植物，栽培需要在遮蔽条件下进行，因此在三七种植中，合理调整荫棚的透光度是种植的重要技术，一般透光度控制在 8% ~ 20%（图 2-1、图 2-2）。荫棚的透光度与海拔和三七生长年限有一定关系，海拔 1500 ~ 1800m 地区透光度宜选择 15% ~ 20%，海拔 1200 ~ 1500m 地区透光度宜选择 10% ~ 15%；一年生三七透光度宜选择 8% ~ 12%，二年生三七透光度宜选择 12% ~ 15%，三年生三七透光度宜选择 15% ~ 20%。透光度还与三七病害有一定的关系，随着透光度的增加，三七叶片发黄、脱落，呈现日灼病症状。

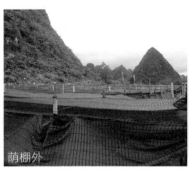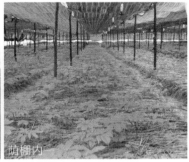

图 2-1　三七专用荫棚

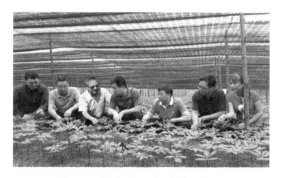

图 2-2　笔者在三七种植园调研

（二）三七道地产区

三七的主要产区为广西与云南交界处的百色市、文山壮族苗族自治州等地。《中药材（三七）产业项目运营管理规范》（GB/Z 35038—2018）根据三七的生物特性与生态环境的契合度，对质量表现、产量、生长发育等数据进行分析，将三七种植区域划分为最适宜区、适宜区、次适宜区和不适宜区。

最适宜区：海拔 1400 ~ 1800m，年均温度 15 ~ 17℃，最冷月均温度 8 ~ 10℃，最热月均温度 20 ~ 22℃，≥ 10℃年积温 4500 ~ 5500℃，年降水量 1000 ~ 1300mm，无霜期 300天以上。土壤类型包括红壤、黄色赤红壤、黄红壤等，此类土壤土层深厚、质地疏松、保水保肥能力强。

连作障碍使三七产地不断发生变迁。连年大面积种植，会导致根际土壤生态环境恶化，导致三七生长过程中病害多发，种子发芽率下降，甚至植株大面积死亡等问题。开垦新地是传统的解决办法，但是随着三七需求的不断增加，种植面积也在成倍增加，开垦新地已经无法满足种植需要。因此，现在已开始研究多年休闲或轮作三七种植土地的方法解决该问题。

二、规范种植，品质之根

三七种植从整地到播种、移栽，直至采收，每个步骤都需遵循严格的管理规范，科学施肥，合理使用农药，从根源上保证三七质量。三七一般 3 年以上才可采收，第一年播种、育苗，第二年移栽，第三年才可采收，也有少数到第四年、第五年采收，质量更好。

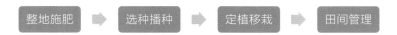

整地施肥 ➡ 选种播种 ➡ 定植移栽 ➡ 田间管理

（一）整地施肥

宜选地势较高、背风向阳、土层深厚、富含腐殖质、排水良好的土质，以新开垦地最好。红壤土培育的幼苗根多、苗壮，移栽后易成活。三七忌连作，前茬以萝卜、玉米、花生或豆类为宜，切忌以茄科植物为前作。多次翻耕 20cm 左右，使土壤风化。最后一次耕翻，每亩施腐熟底肥 5000kg、饼肥 50kg、三元复合肥 50kg，整平耙细，作畦宽 1.2 ~ 1.5m，高 30 ~ 40cm，畦间距 50 ~ 150cm，畦面呈瓦背形。

（二）选种播种

1. 选种及种子处理

每年 10 ~ 11 月，选 3 ~ 4 年生三七所结的饱满、无病虫害、成熟变红的果实，摘下，搓去果皮，洗净，晾干表面水分，用 50% 甲基硫菌灵 500 倍液浸种 30 分钟消毒处理，捞出后即可进行河沙储藏，促使三七种子通过休眠期完成生理后熟作用，储藏时间一般为 45 ~ 60 天。河沙含水量必须保持在 20% ~ 30%，不可过湿或过干，过湿过干均会影响三七种子的储藏和发芽。三七种子具有后熟特性，又忌失水，干燥后易丧失生命力。

2. 播种

种子经河沙储藏完成后熟作用后播种，播种时间以 12 月中下旬至翌年 1 月下旬为宜，播种前用 58% 的 10% 甲霜灵和 48% 代森锰锌混合杀菌剂 600 倍液浸种 15 ~ 20 分钟后播种。一般采用点播，按 4cm×5cm 的规格自制模板，开浅沟点播，覆土 1.7 ~ 2cm，畦面上盖一层稻草等物，以保持畦面湿润和抑制杂草生长。每亩用种 7 万 ~ 10 万粒，折合果实

10 ~ 12kg。播种浇水后，覆盖银灰色地膜，可起到保水节肥、增产的作用。

3. 苗期管理

天气干旱时，应经常浇水，雨后及时疏沟排积水，定期除草。苗期追肥一般以磷钾肥为主，通常追施 3 次，分别在 3 月、5 月、7 月进行。苗期荫棚透光度要根据不同季节的光照强度变化加以调节。

（三）定植移栽

1. 定植方法

播后一年或二三年，11 月或 3 月、4 月初芽萌动时定植。在整好的畦地上开深 6cm 左右、宽能放入三七根的槽，芽苞向坡下，芽尾朝坡上，行距 13 ~ 16cm，双株栽植。在畦面上横开小沟，深 4 ~ 5cm，沟距 15 ~ 18cm，然后将三七根，芽对芽、尾对尾，顺沟每隔 18cm 放入两株，畦边的两棵根向畦内，边栽边盖准备好的肥料，厚约 3cm，以不露芽苞为宜，再盖草 3cm。

2. 移栽方法

育苗 1 年后移栽，一般在 12 月至翌年 1 月完成。边起苗，边选苗，边移栽。起苗时，严防损伤根条和芽苞。选苗时要剔除病、伤、弱苗，并分级栽培。三七苗根据大小和重量分 3 级：1000 条根重 2kg 以上的为 1 级；1.5 ~ 2kg 的为 2 级；l.5kg 以下的为 3 级。移栽行株距 15cm × 15cm。每亩种植面积一般为 2.6 万 ~ 3.2 万株。种苗定植应芽头向坡上方，根部保持舒展，种植时应方向一致，由低处向高处放苗。栽完后用细土拌农家肥覆盖至完全看不见种苗为止，用秸秆或松毛等均匀覆盖床土，达到保水、防草、减少冲击的作用。

视频 2-1
三七移栽

（四）田间管理

1. 除草和培土

三七为浅根作物，根系多分布于 15cm 的地表层，因此不宜中耕，以免伤及根系。幼苗出土后，畦面杂草应及时除去，在除草的同时，如发现根茎及根部露出地面应进行培土。

2. 淋水排水

在干旱季节，要经常淋水，保持畦面湿润。淋水时应喷洒，不能泼淋，否则造成植株倒伏。在雨季，特别是大雨过后，要及时疏沟，排出积水，防止沤根。

3. 搭棚与调节透光度

人工栽培三七需搭棚遮荫，棚高 1.5 ~ 1.8m，棚四周搭边棚。棚料就地取材，一般用木材或水泥预制件作棚柱，棚顶拉铁丝作横梁，再用竹子等编织成方格，铺设棚顶盖，棚透光多少，对三七生长发育有密切影响。透光过少，植株细弱，容易发生病虫害，而且开花结果少；透光过多，叶片变黄，易出现早期凋萎现象。

4. 追肥

掌握"多次少量"的原则。幼苗萌动出土后，撒施 2 ~ 3 次草木灰，每次每亩用 50 ~ 100kg，以促幼苗生长健壮。5 ~ 6 月，每亩施优质有机肥 2000kg、三元复合肥 25 ~ 30kg。冬季清园后，每亩施土杂肥 2500 ~ 3000kg。

5. 摘薹

为使养分集中供应地下根部生长，于 7 月出现花薹时，选晴天无露水时将花薹全部摘掉。

6. 病虫害防治

三七为生长周期长、性喜温暖潮湿的植物，生长环境要求苛刻，这些特性导致其更容易遭受病害的侵害。三七主要病害包括侵袭性病害（黑斑病、灰霉病、白粉病、炭疽病、圆斑病、叶腐病、黄锈病、根褐腐病、根锈腐病、立枯病、根腐病等）、生理性病害（干叶病、生理性黄叶、日灼病、灼叶症等）。相对于病害来说，虫害对三七的危害程度明显较小。常见虫害如蚜虫、鼠妇、种蝇、小地老虎、蝼蛄、蛞蝓、短须螨等。

建立完善的栽培管理制度，严选栽培田块，冬季及时清理残枝败叶，运到地外焚烧处理，处理在枯萎茎叶、杂草中过冬的害虫及虫卵，对病害严重的园区必须彻底消毒才能进行栽种。三七种子必须进行消毒处理，杜绝带菌种子，种苗移栽前需要进行消毒处理，确保种苗质量。定期检查三七种植园中病虫害的发生情况，发现情况及时用药防治并清理杂草病叶，保持园区卫生；合理供应水肥，保持适宜透光度及温湿度，能有效减少三七生理性病害。

三、应时采收，品质之基

三七一般种植 3 年以上才可采收（图 2-3 ~ 图 2-5）。在 7 ~ 8 月开花前收获者称"春三七"，体重色好，产量、质量均佳。12 月至翌年 1 月结籽成熟采种后收获者称"冬三七"，有皱纹或抽沟（拉槽），不饱满，体稍轻。

一般在收获前 1 周，在离地面 10cm 处剪去茎秆，挖出全根，抖净泥土，装袋即可。三七移栽时都是横向平放，所以三七生长也按横向生长，人工采挖时应注意三七的走向，防止挖断。大面积采挖也可借助机械。

三七采收以春三七为主，只有需要结籽的才采收冬三七。三七在生长过程中，若出现病虫害，虽不到采收季节，七农也会采收，这种三七个小，体轻，质量较差。

视频 2-2
三七采收

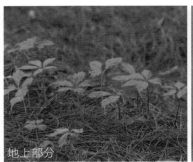
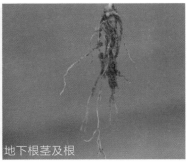

地上部分　　　　　　　　地下根茎及根

图 2-3　一年生三七原植物

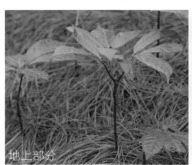
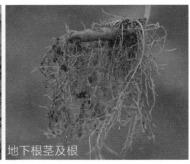

地上部分　　　　　　　　地下根茎及根

图 2-4　二年生三七原植物

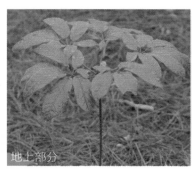
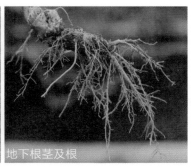

地上部分　　　　　　　　地下根茎及根

图 2-5　三年生三七原植物

根据剪口上茎脱落的茎痕来判断，每一年形成一个茎痕，通过数茎痕数量就可以知道三七的生长年限。

第二节 三七的加工与炮制

一、如何从"农作物"成为药材

（一）三七的初加工

三七采收后，洗净泥土，剪去芦头（也称羊肠头、剪口）、支根（筋条）和须根，剩下部分称"头子"。将"头子"暴晒 1 天，进行第一次揉搓，使其紧实。晒后搓揉，反复 7～8 次，直到全干，即为"毛货"（图 2-6）。将"毛货"置麻袋中加粗糠或稻谷往返冲撞，使表面呈现光泽。也可待块根稍软时，将其置入铁筒或木箱中回转摩擦，使表皮光滑发亮。每次转 30 分钟，拿出再烘或晒，反复 3～5 次，即成商品。如遇阴雨，可在 50℃以下烘干。

三七的清洗主要以刷洗为主，以去除支根和主根间隙内的泥土，有各种型号的机器进行自动清洗（图 2-7），部分企业也采用多种清洗方式同时使用，如喷淋、超声等，以使三七的外表更加干净，同时也减少重金属与农药的残留量，提高药材品质。

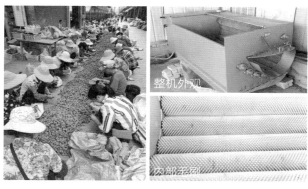

图 2-6　三七挑拣　　　图 2-7　三七自动清洗机

中药材产地初加工是指对采收的药材在产地进行的初步加工处理的过程，主要目的是去除非药用部位，清洗、干燥等，制成品即是中药材。

（二）三七的干燥方法

三七的根采挖后，水分含量较高，若不及时干燥，就会造成霉变腐烂。干燥方法主要有自然晾晒法、烤房干燥法、冷冻干燥法等。

1. 自然晾晒法

是传统的干燥方式。三七采收后，在房前屋后、马路边进行晾晒，由于卫生状况较差，近年来发展到大棚晾晒，可有效避免污染，提升三七质量（图2-8）。

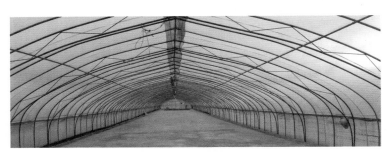

图2-8 三七晾晒大棚

2. 烤房干燥法

因为三七皂苷在有水的情况下具有热不稳定性，干燥温度应设置在60℃以下为宜。孙玉琴等对三七的干燥方法进行了优选，合理的干燥方法为40℃烘8小时后，升温到55℃烘40小时，然后降温到40℃烘36小时，整个过程用时84小时，水分含量达到13%左右。烤房干燥技术的应用，解决了三七规模化种植集中采挖后的晾晒难题，特别在连续阴雨天，其技术优势更加明显。

3. 冷冻干燥法

冷冻干燥法又称升华干燥法，能最大限度地保持三七的色、气、味、形，同时使有效成分的分解和散失降低到最小限度。冷冻干燥后的三七质地疏松，与传统三七外观相差较大。

三七真空冷冻干燥的工艺流程为：

（1）预处理：将三七洗净，剪掉须根，沥干，切片。

（2）预冻结：将三七冷却到 $-30℃$，使三七中的水分变成固态冰。

（3）升华干燥：在压力为 80Pa 下加热，并保持升华界面的温度为 $-28 \sim -25℃$，直到三七的水分含量降至 13% 左右。

（4）解析干燥：在温度 45℃ 左右加热，直到水分含量降为 5% 左右。

（5）包装：进行充氮或真空包装。

二、三七的炮制方法

小贴士：炮制

中药炮制是依照中医药理论和患者治疗需求，以及中药材自身特点，对原药材进行净制、切制和炮炙等一系列处理的过程。

三七必须经过炮制以后才能用于临床。炮制方法不同，三七的功效也有所不同。"生消熟补"，生品长于散瘀止血，消肿定痛，熟品以补血为主。本草记载中，三七以生用居多，清代开始熟用，有隔水蒸、炒、焙等炮制方法，用于补血。

（一）三七粉

三七药材洗净，干燥，粉碎成细粉或极细粉（图2-9）。为最常见的三七粉饮片的加工方式。

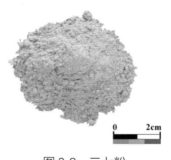

图 2-9　三七粉

视频 2-3
三七粉鉴别

（二）三七片

三七片加工方法不同，形成的饮片形状有较大的差异，目前主要有三种方式：一是趁鲜切片，干燥（图 2-10）；
二是取药材，洗净，润透，置蒸笼中蒸透，刨成片，干燥
（图 2-11）；三是冷冻切片（图 2-12）。冷冻切片与传统饮片
差异较大，质松软。

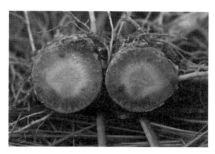

图 2-10　新鲜三七断面

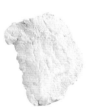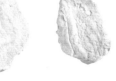

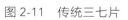

图 2-11　传统三七片　　　　图 2-12　冷冻干燥的三七片

表 2-1　三七各饮片质量标准

品名	炮制	规格	收载标准
三七		药材	《中国药典》2015 年版一部
生三七	净制	饮片	广西壮族自治区中药饮片炮制规范(2007 年版)
三七片	切制	饮片	广西壮族自治区中药饮片炮制规范(2007 年版)
三七粉	粉碎	饮片	《中国药典》2015 年版一部
三七超细粉	粉碎	饮片	云南省中药饮片标准
熟三七	蒸制	饮片	四川省中药饮片炮制规范(2015 年版)
熟三七	炸制	饮片	广西壮族自治区中药饮片炮制规范(2007 年版)
熟三七(片)	蒸制	饮片	四川省中药饮片炮制规范(2015 年版)
熟三七粉	蒸制	饮片	四川省中药饮片炮制规范(2015 年版)
熟三七粉	炸制	饮片	安徽省中药饮片炮制规范(2015 年版)
三七须根		药材	云南省中药材标准(2005 年版)(第一册)
三七须根饮片	净制	饮片	云南省中药饮片标准(2005 年版)(第二册)

第三节　如何鉴别三七的优劣

三七的质量鉴别方法主要有性状鉴别法、显微鉴别法和理化分析法。这三种方法各有优势，相互补充，可从不同的方面进行三七的质量控制。

一、历版《中国药典》收载情况

《中国药典》自 1963 年版开始，每版均收载三七药材与饮片，检验项目从最初的只有性状鉴别、显微鉴别，到现在的薄层鉴别、含量测定等，质量控制手段不断完善提高，三七的质量也越来越有保证（表 2-2）。

小贴士：《中华人民共和国药典》

《中华人民共和国药典》（简称《中国药典》）是国家药品标准体系的核心，是法定的强制性标准。1953年，我国颁布第一版《中国药典》。改革开放以后，药品管理法明确了药品标准的法定地位，药品标准工作和《中国药典》制修订工作步入法治化轨道，每 5 年颁布一版。迄今为止，我国已经颁布实施 10 版药典。

表 2-2　历版《中国药典》收载三七质量标准情况

	鉴别	检查	含量	饮片
1963年版	(1)性状鉴别	无	无	三七(切片) 三七粉
1977年版	(1)显微鉴别 (2)理化鉴别 (3)理化鉴别 (4)薄层鉴别(人参二醇、人参三醇,不得检出齐墩果酸)	无	无	三七粉 熟三七粉
1985年版、1990年版	(1)显微鉴别 (2)理化鉴别 (3)理化鉴别 (4)薄层鉴别(人参皂苷 Rb_1、三七皂苷 R_1 与人参皂苷 Rg_1)	无	无	三七粉
1995年版	修订鉴别(4)修订展开剂,其余同上	无	无	三七粉
2000年版	(1)显微鉴别 (2)理化鉴别 (3)薄层鉴别(人参皂苷 Rb_1、三七皂苷 R_1、人参皂苷 Rg_1 与人参皂苷 Re)	无	薄层扫描法(人参皂苷 Rb_1 和人参皂苷 Rg_1)	三七粉
2005年版、2015年版	(1)显微鉴别 (2)薄层鉴别(人参皂苷 Rb_1、三七皂苷 R_1、人参皂苷 Rg_1 与人参皂苷 Re)	水分 总灰分 酸不溶性灰分 浸出物(甲醇)	高效液相色谱法(人参皂苷 Rg_1 人参皂苷 Rb_1 和三七皂苷 R_1)	三七粉

二、三七质量鉴别方法

（一）性状鉴别法——直观的质量控制方法

性状鉴别法是凭借人的感官去鉴别三七的质量，内容涉及以下七个方面，分别为：性状、大小、色泽、表面、断面、质地、气味。三七药材和三七饮片可以通过该方法辨别质量。三七以表面颜色较浅、断面灰绿色、苦甜味浓者为好，表面红色较重者一般为未水洗直接干燥所得。

小贴士：三七药材性状特征

主根

呈类圆锥形或圆柱形。表面灰褐色或灰黄色，有断续的纵皱纹及支根痕。顶端有茎痕，周围有瘤状突起。体重，质坚实，断面灰绿色、黄绿色或灰白色，木部微呈放射状排列（图2-13）。味苦回甜。

0.5cm
三七主根断面

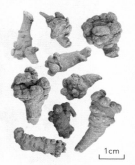
1cm
三七主根

图 2-13　三七主根药材性状及局部放大图

筋条

呈圆柱形或圆锥形，长 2～6cm，上端直径约 0.8cm，下端直径约 0.3cm（图 2-14）。

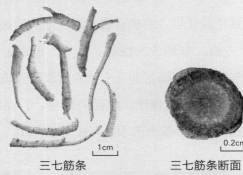

三七筋条　　　　　　三七筋条断面

图 2-14　三七筋条药材性状及局部放大图

剪口

呈不规则的皱缩块状及条状，表面有数个明显的茎痕及环纹，断面中心灰绿色或白色，边缘深绿色或灰色（图 2-15）。

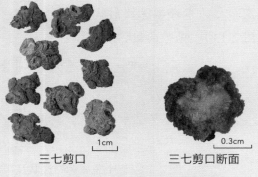

三七剪口　　　　　　三七剪口断面

图 2-15　三七剪口药材性状及局部放大图

（二）显微鉴别法——微观的质量控制方法

显微鉴别法是借助显微镜，通过对三七的切片、粉末组织、细胞、簇晶、淀粉粒等特征进行鉴别的一种方法（图 2-16 ～ 图 2-19）。对于三七粉的质量控制，显微鉴别法具有得天独厚的优势。

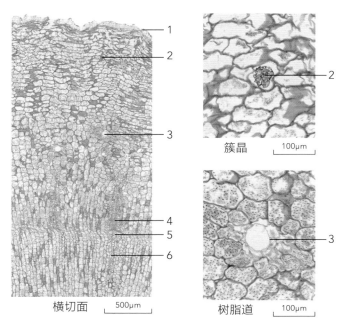

图 2-16　三七主根横切面

1. 木栓层；2. 簇晶；3. 树脂道；4. 韧皮部；5. 形成层；6. 木质部

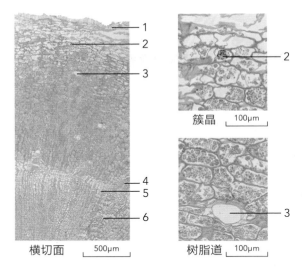

图 2-17　三七筋条横切面

1. 木栓层；2. 簇晶；3. 树脂道；4. 韧皮部；5. 形成层；6. 木质部

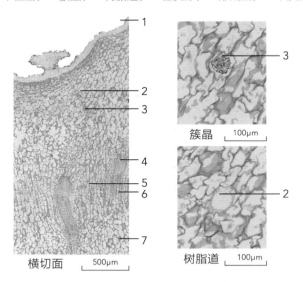

图 2-18　三七剪口横切面

1. 木栓层；2. 树脂道；3. 簇晶；4. 韧皮部；5. 形成层；6. 木质部；7. 髓部

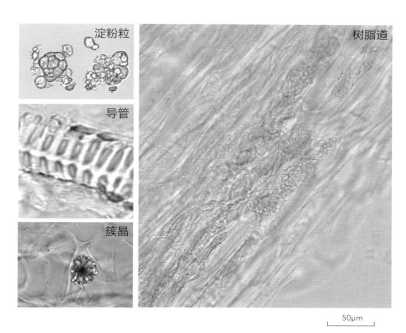

淀粉粒

导管

簇晶

树脂道

50μm

图 2-19　三七粉末

（三）理化分析法——现代化的质量控制方法

理化分析法是借助现代仪器设备，如薄层色谱仪、高效液相色谱仪等，对三七中主要化学成分进行鉴别、含量测定或有毒有害物质的测定。特别对于含三七的中成药，如复方丹参片、血塞通滴丸、注射用血塞通、血栓通注射液等，理化分析更为重要。

1. 三七的化学成分

皂苷类化合物是三七的主要有效化学成分之一，其总含量的高低是衡量三七内在质量优劣的重要标准，三七中皂苷类成分的苷元化学结构绝大多数属于达玛烷型四环三萜皂苷（图2-20）。根据其结构可分为两个基本类型，即20（S）-原人参二醇型和20（S）-原人参三醇型。该类结构规律性强，主要区别在于R_1、R_2、R_3的种类不同，如含氧糖基的数量、种类等。含氧糖基主要包括α-L-鼠李吡喃糖基（rha）、α-L-阿拉伯吡喃糖基 [ara（pyr）]、β-D-葡萄吡喃糖基（glc）、α-D-葡萄吡喃糖基（glc*）、β-D-木吡喃糖基（xyl）、α-L-阿拉伯呋喃糖基 [ara（fur）] 等。迄今为止，从三七的根、根茎、侧根、茎叶、花芽、种子和果梗中分离得到的皂苷类成分达 130 余种。其中，三七药材中所含化学成分从皂苷角度分类，大致可分为人参皂苷、三七皂苷、绞股蓝皂苷和七叶胆皂苷等（表2-3）。

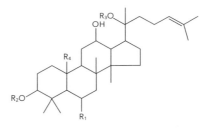

图 2-20　三七所含皂苷的基本结构

三七与同属的人参、西洋参在化学成分上既有相似性，又有差异性，三七特有的成分为三七皂苷 R_1，其他含量较高的成分主要为人参皂苷 Rg_1、Re、Rb_1、Rd 等，三七茎叶中人参皂苷Rb_3的含量较高，而三七根和根茎中基本不含此成分。

表 2-3　三七所含的主要皂苷类成分

序号	名称	R_1	R_2	R_3	R_4
1	人参皂苷 Rg_1	$-O-glc$	$-H$	$-glc$	$-CH_3$
2	人参皂苷 Re	$-O-glc(2\text{-}1)rha$	$-H$	$-glc$	$-CH_3$
3	人参皂苷 Rb_1	$-H$	$-glc(2\text{-}1)glc$	$-glc(6\text{-}1)glc$	$-CH_3$
4	人参皂苷 Rd	$-H$	$-glc(2\text{-}1)glc$	$-glc$	$-CH_3$
5	三七皂苷 R_1	$-O-glc(2\text{-}1)xyl$	$-H$	$-glc$	$-CH_3$
6	三七皂苷 R_2	$-O-glc(2\text{-}1)xyl$	$-H$	$-H$	$-CH_3$
7	三七皂苷 Fa	$-H$	$-glc(2\text{-}1)$ $glc(2\text{-}1)xyl$	$-glc(6\text{-}1)glc$	$-CH_3$
8	绞股蓝皂苷	$-H$	$-ara(p)$	$-glc$	$-CHO$

2. 三七质量控制方法研究

中国食品药品检定研究院中药民族药检定所与河北省药品检验研究院近几年对三七质量控制方法进行了研究，利用超高效液相色谱法测定了三七皂苷 R_1、人参皂苷 Rb_1、人参皂苷 Re、人参皂苷 Rg_1 及人参皂苷 Rd 等 5 种主要成分的含量，分析时间仅 20 分钟，提高了检验效率（图 2-21）。同时，针对在检验中发现的以三七茎叶代替三七投料的非法行为，研究建立了以三七茎叶与三七的主要区别成分——人参皂苷 Rb_3 作为指标的测定方法，有效打击了违法行为，保证了药品质量（图 2-22 ～图 2-24）。

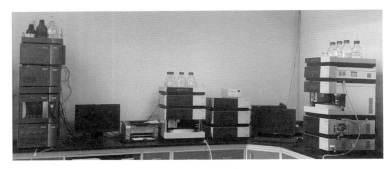

图 2-21 高效液相色谱仪

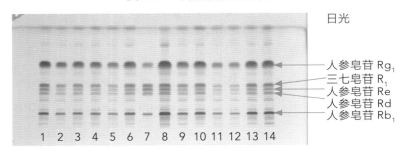

日光

人参皂苷 Rg$_1$
三七皂苷 R$_1$
人参皂苷 Re
人参皂苷 Rd
人参皂苷 Rb$_1$

1 2 3 4 5 6 7 8 9 10 11 12 13 14

日光下检视

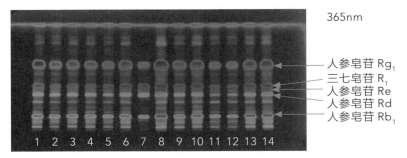

365nm

人参皂苷 Rg$_1$
三七皂苷 R$_1$
人参皂苷 Re
人参皂苷 Rd
人参皂苷 Rb$_1$

1 2 3 4 5 6 7 8 9 10 11 12 13 14

紫外光下检视

图 2-22 三七薄层鉴别色谱图

7：三七皂苷 R$_1$、人参皂苷 Rg$_1$、人参皂苷 Rd、人参皂苷 Re 和人参皂苷 Rb$_1$
混合对照；8：三七对照药材；其余均为三七样品

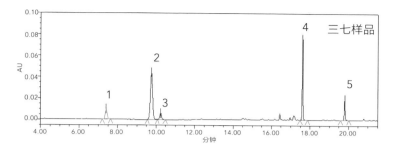

图 2-23　三七含量测定色谱图

峰 1：三七皂苷 R_1；峰 2：人参皂苷 Rg_1；峰 3：人参皂苷 Re；峰 4：人参皂苷 Rb_1；峰 5：人参皂苷 Rd

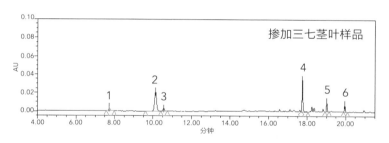

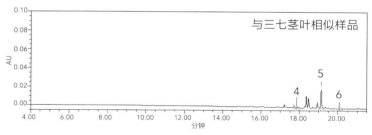

图 2-24　涉嫌掺伪三七粉样品色谱图

峰 1：三七皂苷 R_1；峰 2：人参皂苷 Rg_1；峰 3：人参皂苷 Re；峰 4：人参皂苷 Rb_1；峰 5：人参皂苷 Rb_3；峰 6：人参皂苷 Rd

三、三七农药残留"高"吗

三七生长周期长，偏好较为温暖潮湿的生长环境，造成三七栽培过程中病虫害问题较为突出。据相关报道，云南省三七种植中，因病虫害导致减产10%～20%。因此，农药的使用是必不可少的，但是用了农药的三七还能用吗？

在早期的文献中，多见检出有机氯类农药 α-BHC、β-BHC、γ-BHC、δ-BHC、p,p'-DDE、o,p'-DDT、p,p'-DDD、p,p'-DDT 的报道，此类农药我国早已禁用，残留来源主要为土壤残留。文献报道的检测数据大部分远低于残留限度。且在近些年的农药残留测定数据中，α-BHC、β-BHC、γ-BHC、δ-BHC、p,p'-DDE、o,p'-DDT、p,p'-DDD、p,p'-DDT 已少见检出报道。如刘佳等于2015年对产于云南多地的60余批次三七进行检测，均未检出上述有机氯农药残留。自我国禁止上述有机氯农药的生产和使用以来，随着时间的推移，此类农药的残留将不再是主要问题。

近几年文献报道，检出率较高的农药有异菌脲、腐霉利、苯醚甲环唑、烯酰吗啉、戊唑醇、啶酰菌胺、嘧菌酯、氯氰菊酯、五氯硝基苯等品种。王勇等于2016年对100余批次三七进行了203项农药残留指标的检测，并参照日本、韩国、美国、欧盟相关规定进行了比对总结。检测结果中共检出

30 种杀菌剂、25 种杀虫剂，除五氯硝基苯合格率为 61% 外，其余 16 个品种通过率高于 80%，8 个品种通过率高于 90%。

云南省一直在积极探索和努力研究，不断提高三七种植技术与病虫害防治技术，并且制定了三七规范化种植技术规程等相关技术文件。2017 年，中国中药协会发布了《无公害三七药材及饮片农药与重金属及有害元素的最大残留量》标准，规定了 206 项农药残留量，5 项重金属及有害元素残留量；《地理标志产品　文山三七》（GB/T 19086—2008）也列出了推荐用于三七的农药的剂量及禁用农药品种。这些标准对农药使用的规范化、系统化、科学化，促进使用低毒、高效、易降解的农药品种有重要意义。随着种植技术研究的深入与相关法规及检测指标的研究与建立，三七的农药残留问题将得到改善。

四、三七的商品规格与等级划分

商品规格和等级是市场上中药材定价的重要依据，也是评价中药材品质的外在标志，可作为衡量和评价药材质量优劣的标准。根据《中国药典》2015 年版和各省地方标准，以及《七十六种药材商品规格标准》的收载情况，三七药材可划分为 6 个规格和 13 个等级（图 2-25、图 2-26，

视频 2-4
三七自动等
级分拣装置

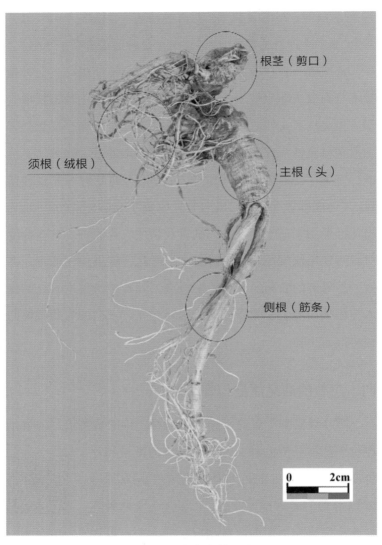

根茎（剪口）

须根（绒根）

主根（头）

侧根（筋条）

0   2cm

图 2-25 三七各部位示意图

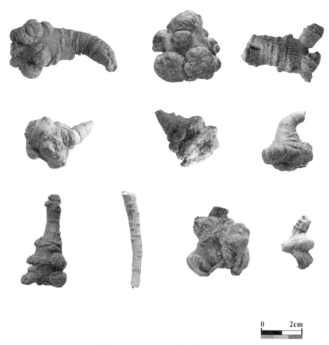

0 2cm

图 2-26　不同规格的三七

表 2-4），主要以大小（即头数）作为指标。云南省文山壮族苗族自治州作为三七的主要道地产区，国家标准《地理标志产品　文山三七》（GB/T 19086—2008）也规定了三七的规格等级，除头数外，还规定了三七的外观形态。以个头大小为参数来评判三七质量的优劣，有一定的合理性，因为三七一般生长年限长，个头大，特别是两年生与三年生者，差异

较大。但由于现在三七种植多注重产量，各种农业种植新技术的运用，导致三七个头增大，因此，单纯凭三七个头的大小来判断其品质优劣，就有不妥之处。为了科学评价三七质量，将外观大小与有效成分含量结合起来，创建"皂苷指数"，所谓"皂苷指数"，是指每个（头）三七所含总皂苷的量，用公式表示为：皂苷指数 = 总皂苷含量 × 500/ 头数。既体现了传统三七的评价方法，又体现了现代研究成果，可较为完善地评价三七质量。

表 2-4　三七商品规格等级

等级	规格	头数
一等	每 500g 20 头以内	20
二等	每 500g 30 头以内	30
三等	每 500g 40 头以内	40
四等	每 500g 60 头以内	60
五等	每 500g 80 头以内	80
六等	每 500g 120 头以内	120
七等	每 500g 160 头以内	160
八等	每 500g 200 头以内	200
九等	每 500g 250 头以内	250
十等	每 500g 300 头以内	300

等级	规格	头数
十一等	每 500g 450 头以内	450
十二等		筋条
十三等		剪口

小贴士：地理标志产品

地理标志产品，是指产自特定地域，所具有的质量、声誉或其他特性本质上取决于该产地的自然因素和人文因素，经审核批准以地理名称进行命名的产品。

小贴士：三七的头数

即每 500g 含三七的个数，如 500g 含三七 100 个，则为 100 头。

第四节　此"三七"非彼"三七"

一、三七的混淆品介绍

三七在市场或民间称谓上存在一些易混淆的品种或伪品，三七出现的混淆品种情况见表2-5。

表2-5　三七混淆品情况

出现年份	混淆品情况
1998	藤三七冒充三七
1999	藤三七冒充三七
2009	三七粉中掺入未知物
2009	水三七、藤三七冒充三七
2016	疑似姜黄粉末冒充三七粉

部分三七混淆品有一个共同的特点，就是名称中带有"三七"二字，另外一些混淆品虽然名称中不带"三七"，但经常被当地人称为"野三七"或"本地三七"，当然，还有纯粹冒充三七的伪品。近年来，随着三七粉的大量使用，市场上出现了三七粉中掺入淀粉及其他植物粉末等情况。因此，有必要结合出现过的实例介绍三七的主要混淆品的特

征，以及粉末的显微图像，希望有助于读者了解此"三七"非彼"三七"的情况。

二、主要混淆品的性状特征

（一）野三七——珠子参

珠子参为民间习用"三七"，也称"野三七"，与三七的混用记载于《中国植物志》等资料。混淆原因：①功效相近；②长期以来民间习用；③来源植物形态接近（同科属）。由于珠子参本身的产量有限，近年来混用已少发现。

1. 标准收录

珠子参，来源为五加科植物珠子参 *Panax japonicus* C. A. Mey. var. *major* (Burk.) C. Y. Wu et K. M. Feng 或羽叶三七 *Panax japonicus* C. A. Mey. var. *bipinnatifidus* (Seem.) C. Y. Wu et K. M. Feng 的干燥根茎，收载于《中国药典》2015 年版一部。

2. 性状特征

【形状】珠子参药材略呈扁球形、圆锥形或不规则菱角形，偶呈连珠状（图 2-27）。

【大小】直径 0.5 ~ 2.8cm。

【表面】表面棕黄色或黄褐色，有明显的疣状突起和皱纹，偶有圆形凹陷的茎痕，有的一侧或两侧残存细的节间。

【质地】质坚硬。

【断面】断面不平坦，淡黄白色，粉性。蒸（煮）者断面黄白色或黄棕色，略呈角质样。

【气味】气微，味苦、微甘，嚼之刺喉。蒸（煮）者，味微苦、微甘，嚼之不刺喉。

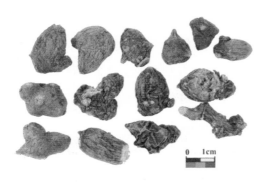

野三七（珠子参）   野三七（珠子参）断面

图 2-27　野三七（珠子参）药材性状及局部放大图

（二）竹三七——竹节参

竹节参也是民间习用的"三七"，也称"竹三七"或"竹七"，与三七混用记载于《中国植物志》等资料。混淆原因：①功效相近；②民间习用；③来源植物形态接近（同科属）。由于竹节参本身的产量有限，且外部形状与三七差别较大，近年来混用已少发现。

1. 标准收录

竹节参，来源为五加科植物竹节参 *Panax japonicus* C. A. Mey. 的干燥根茎，收载于《中国药典》2015 年版一部以及其他标准中。

2. 性状特征

【形状】竹节参药材略呈圆柱形，稍弯曲，有的具肉质侧根（图 2-28）。

【大小】长 5 ~ 22cm，直径 0.8 ~ 2.5cm。

【表面】表面黄色或黄褐色，粗糙，有致密的纵皱纹及根痕。节明显，节间长 0.8 ~ 2cm，每节有一凹陷的地上茎的残留痕迹。

【质地】质硬。

【断面】断面黄白色至淡黄棕色，黄色点状维管束排列成环。

【气味】气微，味苦后微甜。

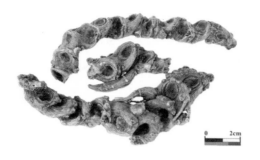 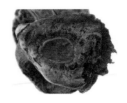

竹三七（竹节参）　　　　　　　　竹三七（竹节参）断面

图 2-28　竹三七（竹节参）药材性状及局部放大图

（三）水三七——菊三七

菊三七或称水三七，为地方用药材，与三七混用情况记载于《新编中药志》等资料。混淆原因：①功效相近；②地方习用；③药材性状接近。

1. 标准收录

菊三七，来源为菊科植物菊三七 *Gynura japonica* (Thunb.) Juel. 的干燥块根。以药材名称菊三七被收载于《云南省中药材标准》（第二册　彝族药）（2005 年版）、《中华人民共和国卫生部药品标准　中药材》（第一册）（1992 年版）。《中华人民共和国卫生部药品标准　中药成方制剂》（第十五册）成方制剂的原料也收载了此品种，称为"菊叶三七"。

2. 性状特征

【形状】菊三七药材呈不规则的肥厚团块（图2-29）。

【大小】长3～6cm，直径3cm左右。

【表面】表面灰棕色或棕黄色，全体有瘤状突起及断续的纵皱和沟纹，顶端常有凹陷的茎基痕或残留茎基及芽痕，下部有须根痕。

【质地】质坚硬，不易折断。

【断面】断面不平坦，灰黄色，角质样。

【气味】气微，味甘淡后微苦。

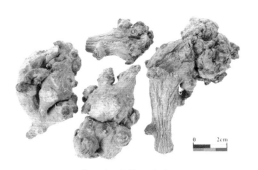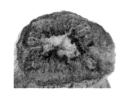

水三七（菊三七）　　　　　　　水三七（菊三七）断面

图2-29　水三七（菊三七）药材性状及局部放大图

（四）血三七——抱茎蓼

血三七为三七常见混淆品。混淆原因：①名称接近；

②功效接近。

1. 标准收录

血三七，来源为蓼科植物抱茎蓼 *Polygonum amplexicaule* D. Don 或 中 华 抱 茎 蓼 *Polygonum amplexicaule* D. Don var. *sinense* Forbes et Hemsl. 的干燥根茎，以药材名称"血三七"收载于《湖北省中药材质量标准》（2009 年版）。《贵州省中药材、民族药材质量标准》（2003 年版）收载药材血三七，为上述菊科植物菊三七，是药材血三七的同名异物。

2. 性状特征

两个来源中，抱茎蓼较为常见。

【形状】抱茎蓼药材呈长圆柱形或略呈结节状长圆柱形，有的稍扁，较直或稍弯曲（图 2-30）。

【大小】长 4 ~ 20cm，直径 0.5 ~ 2.0cm。

【表面】表面棕褐色至紫褐色，环节明显，节间短，有的残留深棕色鳞片状叶鞘，并有叶柄残基、须根或须根痕，顶端和上端有时有残留茎基或茎痕。

【质地】质坚硬，易折断。

【断面】断面较平坦，紫红色或红棕色，近边缘处有黄白色维管束小点，断续排列成环状。

【气味】气微，味苦、涩。

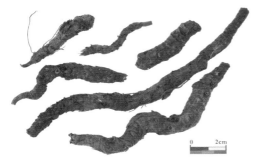
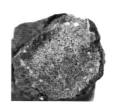

血三七（抱茎蓼）　　　　　　血三七（抱茎蓼）断面

图 2-30　血三七（抱茎蓼）药材性状及局部放大图

（五）藤三七——落葵薯珠芽

藤三七为三七常见伪品，与三七混用记载于《中国中药材真伪鉴别图典》等资料。混淆原因：①落葵薯珠芽生长迅速，产量高，价格便宜；②药材性状接近。

1. 标准收录

藤三七，来源为落葵科植物落葵薯 *Anredera cordifolia* (Tenore) van Steen. 藤上的干燥瘤块状珠芽，无药材标准收录，记载于《中华本草》等资料。

2. 性状特征

【形状】藤三七呈瘤状，少数为圆柱形（图 2-31）。

【大小】直径 0.5 ~ 3cm。

【表面】表面灰棕色，具突起。

【质地】质坚实而脆，易碎裂。

【断面】断面灰黄色或灰白色，略呈粉性。

【气味】气微，味微苦。

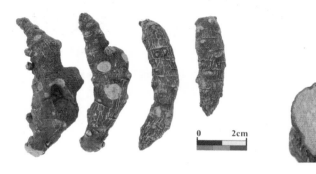

藤三七（落葵薯珠芽）　　藤三七（落葵薯珠芽）断面

图 2-31　藤三七（落葵薯珠芽）性状及局部放大图

（六）伪三七——莪术

　　莪术是三七的常见伪品，与三七混用记载于《中国中药材真伪鉴别图典》等资料。混淆原因：①莪术为常用药材，有一定的产量，价格较三七便宜；②药材性状接近，尤其是较小的蓬莪术及广西莪术。

1. 标准收录

《中国药典》2015 年版一部收载莪术来源为姜科植物蓬莪术 *Curcuma phaeocaulis* Val.、广西莪术 *Curcuma kwangsiensis* S. G. Lee et C. F. Liang 和温郁金 *Curcuma wenyujin* Y. H. Chen et C. Ling 的干燥根茎。

2. 性状特征

三个来源中蓬莪术较为多见，也与三七更为相近。

【形状】蓬莪术药材呈卵圆形、长圆形，圆锥形或长纺锤形，顶端多钝尖，基部钝圆（图 2-32）。

【大小】长 2 ~ 8cm，直径 1.5 ~ 4cm。

【表面】表面灰黄色至灰棕色，上部环节突起明显，有圆形的侧生痕或残留的须根，有的两侧各有 1 列下陷的芽痕和类圆形的侧生根茎痕，有的可见刀削痕。

【质地】体重，质坚实。

【断面】断面灰褐色至蓝褐色，蜡样，常附有灰棕色或棕黄色粉末。皮层与中柱易分离，内皮层环纹棕褐色。

【气味】气微香，味微苦而辛。

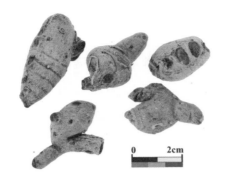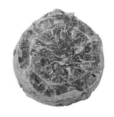

伪三七（蓬莪术）　　　　　　　　伪三七（蓬莪术）断面

图 2-32　伪三七（蓬莪术）药材性状及局部放大图

三、主要混淆品的显微特征

三七与其他混淆品粉末中导管、树脂道、木栓细胞等显微特征相似，不易对比区分。但三七淀粉粒甚多，单粒圆形、半圆形，直径 4～30μm，复粒由 2～10 余分粒组成（图 2-33），与上述混淆品粉末的淀粉粒特征区别比较明显。

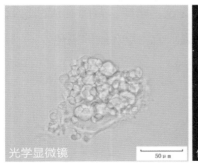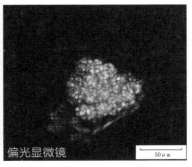

图 2-33　三七淀粉粒及偏光

（一）野三七——珠子参

淀粉粒众多，单粒卵形、椭圆形，直径 5 ～ 25μm，脐点呈点状、裂隙状，层纹不明显，复粒多为 2 ～ 4 分粒组成（图2-34）。珠子参药效与三七相似，在产地通常也称野三七，二者粉末特征比较相似，但药材性状比较容易鉴别，且珠子参产量很小，价格与三七相近。

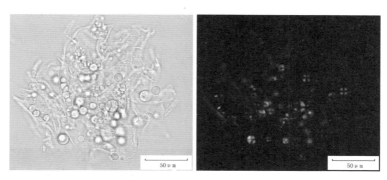

图2-34　野三七（珠子参）淀粉粒及偏光

（二）竹三七——竹节参

淀粉粒较多，多为单粒，类圆形，直径约 10μm（图2-35）。竹节参的淀粉粒明显比三七小许多，以此可以较容易地鉴别二者的粉末。

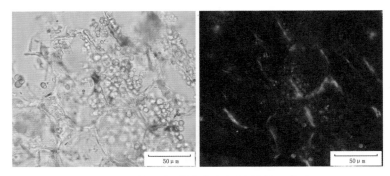

图 2-35 竹三七（竹节参）淀粉粒及偏光

（三）血三七——抱茎蓼

淀粉粒极多，主要为单粒，长椭圆形、长卵状椭圆形，直径 3～15μm，脐点呈裂缝状、点状或人字形（图 2-36）。抱茎蓼淀粉粒较长，以此比较容易与三七相鉴别。

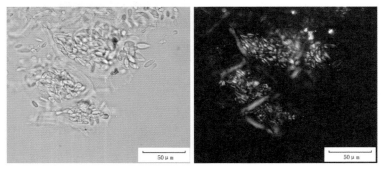

图 2-36 血三七（抱茎蓼）淀粉粒及偏光

（四）藤三七——落葵薯珠芽

淀粉粒众多，单粒，多呈球形、长椭圆形，长径 20 ～ 70μm，脐点呈裂缝状、人字状及"K"状；复粒少见（图 2-37）。落葵薯珠芽淀粉粒较三七大得多，以此比较容易与三七相鉴别。

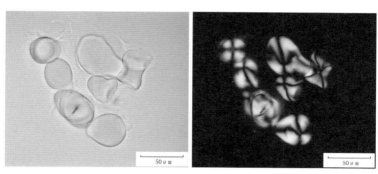

图 2-37　藤三七（落葵薯珠芽）淀粉粒及偏光

（五）伪三七——莪术

淀粉粒大多糊化（图 2-38）。由于莪术的淀粉粒大多糊化，以此比较容易与三七相鉴别。

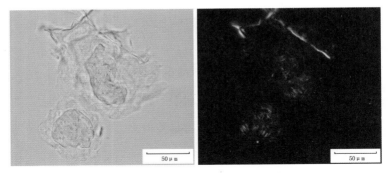

图 2-38　伪三七（蓬莪术）淀粉粒及偏光

四、混淆原因解读

（一）物近名似

　　三七在活血祛瘀方面的功效卓越，有很强的代表性，已被广大人民群众接受，成为活血祛瘀的代名词，甚至某些研究认为"七药"系列与三七有很大的关系。一些地方用药在功效和形态均类似三七时，名称中常会带"三七"二字。例如，"菊三七"源自菊科植物菊三七，菊三七市场通量较多，因其干燥前水分较多，干燥后质轻，民间也把"菊三七"称为"水三七"，三七则相对称为"旱三七"；又如，"红三七"源自蓼科植物珠芽蓼，因其色红且具有活血化瘀之功效得名；类似的还有"姜三七""血三七"等。在混淆品里，菊三七的外观形态比较接近三七。

（二）代用同名

三七为栽培药材，未发现有野生品存在，一直以来存在一些功效相近、地上部分外观形态近似的野生植物药材作为民间三七的代用药，形成"同名"现象。例如，《中国药典》收载的珠子参和竹节参，亦有祛瘀止痛、止血的功效，民间称"野三七"或"本地三七"。区别仅是珠子参用串珠状根茎，竹节参用竹鞭状根状茎。《中国植物志》认为，秀丽假人参（或竹节三七）*Panax pseudo-ginseng* Wall. var. *elegantior* (Burkill) Hoo & Tseng [即《中国药典》珠子参 *Panax japonicus* C. A. Mey. var. *major* (Burk.) C. Y. Wu & K. M. Feng] 和大叶三七 *Panax pseudo-ginseng* Wall. var. *japonicus* (C. A. Mey.) Hoo & Tseng（即《中国药典》竹节参 *Panax japonicus* C. A. Mey.）在植物形态上存在差别，但地下根茎部分却很难鉴别，原因是这两种植物既能产珠子参，也能产竹节参。所以，市场上的珠子参与竹节参只是药材形态的区别。在混淆品里，珠子参的质地、气、味和原植物最接近三七，所以也经常被称作"野三七"。

（三）价差人为

三七是常用药材，但比一般的根和根茎类药材昂贵，且不同规格、不同部位的三七价格差距较大。与价格差距有关的主要混用情况有使用价低的形似药材以次充好，或掺入价低的药用部位，甚至人工加工制作伪品等。例如，藤三七、峨参等混用为三七；又如，刀刻莪术伪造成三七。近年来，还出现了使用三七药渣、向三七粉中掺加其他植物淀粉或将三七茎叶打粉掺入三七粉等情况。此类情况比较少见且易于辨别，基本得到了有效控制。

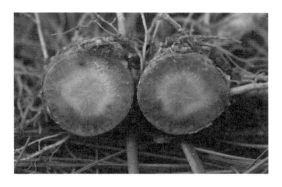

第三章

三七之用

第一节　三七药理作用

《本草纲目》对三七药理作用有如下描述："主治止血散血定痛，金刃箭伤跌扑杖疮血出不止者，嚼烂涂，或为末掺之，其血即止。亦主吐血衄血，下血血痢，崩中经水不止，产后恶血不下，血运血痛，赤目痈肿，虎咬虫伤诸病。南人军中用为金疮要药，云有奇功。"可见三七有很好的散瘀止血、消肿定痛的功效。继《本草纲目》之后，大量医学著作开始记载三七，如《本经逢原》《本草备要》等都强调了其止血散血定痛的功效，并以金疮要药称之。而《药性蒙求》《本草纲目拾遗》等则对三七多了"补"的论述，即有"人参补气第一，三七补血第一"之说，可以说是对三七认识的升华。在民间，三七更有"生消熟补"之说，即认为生三七能消肿化瘀、止血活血、镇痛，炮制成熟三七则具有补气补血、强身健体、提高人体免疫力、促进发育之功效。随着三七在民间的广泛使用，人们在明了三七"生消熟补"药理的基础上，创出了"参茸桂七"之说，将三七并入名药之列。

现代科学研究表明，三七化学成分类型较多，主要包括皂苷、黄酮、氨基酸、多糖、脂肪酸、脂肪族炔烃类及肽类化合物等。其中，达玛烷型四环三萜皂苷被认为是三七的主要生物活性成分。现代药理研究表明，三七在止血，活血，补血，改善心血管系统、中枢神经系统、脑缺血损伤，抗休克，抗应激，抗溃疡，调节免疫和代谢功能，抗肿瘤，抗衰老等方面有显著作用。三七及其制剂在临床上的应用广泛，多用于治疗心血管疾病、神经退行性疾病、创伤修复和代谢性疾病，临床效果显著（图3-1）。

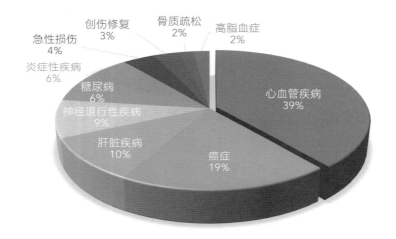

图 3-1　三七用于治疗各种疾病的研究文献占比

心血管疾病（39%）；癌症（19%）；肝脏疾病（10%）；神经退行性疾病（9%）；炎症性疾病（6%）；糖尿病（6%）；急性损伤（4%）；创伤修复（3%）；骨质疏松（2%）；高脂血症（2%）

一、治疗心血管疾病

　　三七具有止血、活血的功效，在心血管系统等缺血性或出血性疾病中作为常用药物参与治疗。现已有以三七为主要成分的注射液、口服液、丸、片、胶囊等制剂，如人参强心滴丸、注射用血塞通、参麦注射液、参松养心胶囊、血塞通软胶囊（滴丸、颗粒）、血栓通胶囊等广泛应用于临床。大量实验及临床运用证实，三七制剂可有效保护心肌，扩张冠状动脉、增加冠状动脉血流量，显著提高小鼠对缺氧的耐受能力，促进纤维蛋白溶解，对治疗心血管疾病具有明显效果。

三七的主要有效成分三七总皂苷具有增强心肌收缩力、增加心排量、减少氧自由基的生成而起到保护心肌细胞的作用。此外，其可通过阻断去甲肾上腺素所致的 Ca^{2+} 内流，从而起到扩张血管、降低血压的作用。三七总皂苷的抗心律失常、抗动脉粥样硬化、耐缺氧及抗休克作用，以及对肝、脑等脏器缺血再灌注损伤的保护作用、对血管平滑肌的保护作用等，均与三七总皂苷扩张细动脉和细静脉口径，改善微循环，增加组织血流灌注量，延长组织缺氧生存时间等机制有关。大量研究表明，三七总皂苷既能够促进血管新生，改善心肌缺血，治疗缺血性心脏病；又能够抑制血管生成，从而抑制肿瘤的生长和转移，体现了其双向调节血管生成的作用。

二、治疗出血性疾病

三七为散瘀止血上品，具有双向调节作用，止血而不留瘀，散瘀而不伤新血，对脑出血、眼出血、鼻出血、咯血、消化道出血、血尿等出血性疾病有显著的治疗效果。三七对血液系统的作用最早发现于古代医籍，李时珍的《本草纲目》、陈士铎的《本草新编》及近代张锡纯的《医学衷中参西录》对三七止血、定痛的功用均有明确的记载。现代药理学研究表明，三七中的三七素通过诱导血小板释放凝血成分，缩短凝血时间、缩短凝血酶原时间，降低毛细血管的通透性，达到止血的作用。三七中另一主要成分原人参三醇型皂苷通过降低血栓素 A2（thromboxane A2，TXA2）的生成，也可起到止血作用。

对于出血性疾病，临床中常用的三七制剂有血塞通软胶囊（滴丸、颗粒）、血栓通胶囊、三七血伤宁胶囊、参胶三七汤、三七片等。对于消化道出血，三七常与大黄、白及等配伍，利用三七既能活血，又能化瘀的功效，配以大黄凉血化瘀止血，白及收敛止血，可显著缩短患者痊愈时间，达到迅速止血的目的。三七的止血机制不同于目前使用的止血西药，如乙胺嘧啶、对氨甲基苯甲酸和肾上腺素。

三、治疗跌打损伤

跌打损伤主要以软组织损伤为主，表现为微循环障碍和产生无菌性炎症，致使组织肿胀疼痛。三七作为传统中药材，广泛应用于诸瘀肿痛之证。临床研究表明，三七对跌打损伤导致的皮肤破损、脏腑经络疼痛、内脏出血、软组织肿胀、骨折、慢性软组织损伤等均有显著疗效。常用的制剂有血塞通胶囊、云南白药等。三七的抗凝作用涉及多种途径，其中，三七总皂苷作为主要活性成分可以改善血管内皮的功能，改善血流状态，调节血液成分，拮抗血管内血栓的形成，从而达到抗血小板聚集、溶栓的作用。

四、治疗糖尿病

三七可降低血糖水平，改善体内代谢紊乱，临床上用于治疗糖尿病及其并发症。研究表明，三七总皂苷，以及人参皂苷 Rb_1、Re 可降低空腹血糖水平，改善糖尿病小鼠的葡萄糖耐量。同时，三七总皂苷可促进脂肪细胞的葡萄糖摄取和糖原合成，并通过抑制细胞凋亡，减少尿蛋白排泄，减轻糖尿病肾病大鼠的氧化应激状态，保护肾脏的功能。对 2 型糖尿病胰岛素耐受性大鼠模型的研究表明，复方丹参方中的三七总皂苷能够调节脂代谢、降低游离脂肪酸表达、提高机体抗氧化能力、增强胰岛素敏感性等，从而起到防治糖尿病的作用。对复方桑椹三七（CMN）的研究表明，CMN 具有调节链脲霉素诱导的糖尿病小鼠的摄食量、饮水量、排尿量、空腹血糖等作用。对以三七为君药的复方血栓通胶囊的研究表明，复方血栓通胶囊可以有效改善链脲霉素诱导的糖尿病视网膜病变模型大鼠的血液流变学，缓解模型大鼠视网膜病变的症状，研究结果与其临床使用疗效具有很好的一致性。

五、治疗肾炎

近年来的大量研究表明，三七能够延缓或阻止肾纤维化进程，通过抗氧化和钙通道阻滞作用，改善肾小球微循环，从而降低肾小球毛细血管阻力，减轻蛋白尿。临床上用于抗肾炎的三七制剂主要有三七片、三七总皂苷（PNS）注射液、血塞通注射液等。

有研究表明，三七片可以通过调节机体造血功能提高患者外周血红细胞数量，从而起到治疗慢性肾炎的作用。三七总皂苷可以活血，通过活血而祛瘀，通脉活络，降低血液黏度，改善微循环，而起到抗慢性肾小球肾炎的作用。血塞通注射液（从中药三七中提取三七总皂苷精制而成）可通过直接扩张肾动脉及小血管，改善肾脏循环。

六、治疗肝损伤

由于三七在肝脏疾病中的使用，现已有很多关于其保肝作用及其潜在机制的研究，包括发现三七对酒精性肝炎、酒精性脂肪肝、肝纤维化、肝硬化、急慢性肝损伤等的作用。

临床上常用于保肝的三七制剂主要包括丹参三七药、三七花含片、三七胶囊、舒肝祛脂胶囊（柴胡、海藻、生三七、大黄、泽泻、红藤等）、黄白三七散（生大黄、白及、生三七）等。

有试验对 13 例慢性肝炎患者在用三七注射液治疗前后进行血液流变学观察，治疗 3 个月后，血液黏度、血沉、血沉方程 K 值、红细胞电泳率和纤维蛋白原含量明显降低。临床研究表明，口服三七大黄粉能显著降低肝硬化消化道出血后再出血的发生率，疗效显著。此外，口服复方三七胶囊有较好的抗肝纤维化作用。更有对三七脂肝丸（三七、莪术、菟丝子、菊花、白术、泽泻、青皮、赤芍、云山楂、荷叶、白芍）的临床研究发现，三七脂肝丸对肝功能异常的非酒精性脂肪性肝病（NAFLD）患者的肝功能有保护作用，能促进患者血脂好转，其作用机制可能与升高患者血清超氧化物歧化酶（SOD）水平、降低肿瘤坏死因子（TNF）和白细胞介素 -18（IL-18）水平有关。

七、抗肿瘤作用

近年，三七的抗肿瘤作用备受关注，三七提取物及其单体成分对结肠癌、肝癌、肺癌、淋巴瘤、胰腺癌、乳腺癌具有潜在的抗癌活性。目前，临床上对于抗肿瘤的三七制剂的研究较少，主要有消癌利生胶囊、三七粉、复方参三七汤等。

　　三七总皂苷（PNS）可以增强 5-氟尿嘧啶（5-FU）对人结肠癌细胞 HCT-116 的抗增殖作用，并有可能克服阿霉素的副作用。云南白药选用云南道地三七等多种药材，可用于治疗胃癌、乳腺癌、子宫癌等。以三七为主药的消癌利生胶囊治疗胃癌、贲门癌 120 例，近期有效率（完全缓解＋部分缓解）为 50%。研究表明，运用该胶囊对贲门癌细胞有杀伤作用；同时，对人癌细胞 HEp-2 生长率有明显影响，其剂量在 100μg/ml 时，癌细胞 HEp-2 的生长率仅为 50%，且死亡细胞崩解。临床研究表明，速效救心丸合用三七粉治疗，对食管癌、胃癌、肝癌显效率明显高于仅用速效救心丸的对照组，且起效时间和疼痛缓解程度均优于对照组，对胃癌痛效果最佳。复方参三七汤治疗胃癌切除术后远期疗效明显优于对照组。其抑癌抗癌机制研究表明，复方参三七汤对人胃癌细胞株 BGC-823 的细胞分裂和集落形成有明显的抑制作用。以三七粉为主的复方治疗晚期胃癌疗效佳。以腹腔化疗配合以三七为主药的参赭培气汤治疗晚期原发性肝癌疗效好。山药三七粥对癌症属虚寒证的各种出血症均有较好的治疗效果，特别对吐血、便血、衄血疗效显著。此外，有研究以三七为主治疗化疗患者口腔溃疡，观察 38 例，与对照组比较，疗效有显著性差异。三七有直接抑制和破坏癌细胞的作用，放疗时配用三七可改善癌组织微循环。值得注意的是，从三七叶中分离出的皂苷 20（S）-25-OCH$_3$-PPD 在几种人类癌细胞系中显示出有效活性，包括胶质瘤、胰腺癌、肺癌、乳腺癌和前列腺癌，为 20（S）-25-OCH$_3$-PPD 作为一种新型抗癌剂提供了基础。

八、神经保护作用

三七具有一定的神经保护作用。三七总皂苷具有较强的抗自由基和抗氧化作用，能降低阿尔茨海默病及帕金森病的氧化应激水平。目前临床常用于治疗中枢神经系统疾病的制剂包括三七粉、三七总皂苷胶囊、血塞通软胶囊、注射用血塞通、脑明注射液等。

有研究发现，三七总皂苷能抑制由于氧化应激引起的 PC-12 细胞内 β- 淀粉样蛋白的堆积，减轻 PC-12 细胞在氧化应激后继发的级联 β- 淀粉样蛋白损伤。三七皂苷 Rb$_1$ 能够下调阿尔茨海默病患者 tau 蛋白磷酸化。三七中的三七皂苷 Rd，可以诱导星形胶质细胞的分化和生长，延缓大脑中的神经母细胞的死亡，并延缓阿尔茨海默病的发生。三七中含有可刺激大脑中枢兴奋的成分——人参三醇型皂苷，该物质能够促进脑部血液循环，从而提高记忆力，缓解脑疲劳。临床试验表明，三七地上部分中的活性成分人参皂苷 Rb$_1$ 还具有镇静作用，对改善睡眠质量有较好的效果。三七对中枢神经系统的影响还体现在其对急性脑梗死的治疗方面，急性脑梗死患者在服用含有三七成分的中药制剂后神经功能损伤程度明显减轻，神经损伤得到有效修复，逐渐恢复日常生活活动能力。

九、其他作用

除了上述药理作用外，三七还显示出其他活性。从三七根中制备的皂苷部分显示出增加精子的运动性。三七总皂苷可刺激骨形成，逆转大鼠的抑郁样行为，延缓疲劳的出现，加速高原环境下疲劳的恢复。三七总皂苷联合西药治疗是一种比单独使用常规药物更好的治疗选择，可改善心绞痛的临床症状。作为替代和补充，三七总皂苷可能为心绞痛患者提供另一种选择，但需要进一步大规模高质量的试验来证实其疗效。

三七已经在亚洲国家使用了多个世纪，人们已经见证了它的成功应用。在过去的10年中，三七的药理学研究取得了重大突破。然而，仍然存在一些需要解决的问题和挑战，以加速正在进行的转化医学研究。

首先，三七中黄酮、多糖和炔醇类成分的研究相对皂苷的研究较少，蛋白质化合物的研究尚处于起步阶段。其次，大部分的药理学研究使用粗制和表征不佳的提取物进行，因此，可通过使用生物活性引导的分离策略来鉴定更多的活性组分。

关于三七的药理学，一个重要的问题是许多正在进行的研究使用总提取物或三七总皂苷而不是单体化合物，部分原因是获得和纯化足够量的单体成分存在技术困难。一些报道显示单体皂苷之间的相互作用和机制不同，例如，人参皂苷 Rg_1 可以抑制 TNF 和白细胞介素 -6（IL-6）的产生，而人参皂苷 Rb_1 仅影响 IL-6 的产生。当人参皂苷 Rg_1 与人参皂苷 Rb_1 结合，人参皂苷 Rg_1 的抑制作用消失。因此，对单体皂苷和三七总皂苷的生物活性和机制进行系统比较变得至关重要，它们之间的内在联系应该得到充分的阐释。此外，需要通过药代动力学研究来阐明其吸收、分布、代谢和排泄的途径。

根据三七的药理作用，可研究如何开发三七新的临床用途。三七的部分药理作用及其机制已经完成研究，但三七的另一些药理作用需要进一步研究，如抗抑郁、抗疲劳效应等。三七的其他部位，如花和种子，也有其独特的作用优势。例如三七花有清热、平肝和降血压的作用，三七种子含有丰富的脂肪和蛋白质。对这些展开深入探究，将对三七的治疗潜力产生有益的影响。

第二节　三七制剂

一、中药常见剂型介绍

（一）散剂

散剂是一种或数种药物经粉碎与混合均匀制成的干燥粉末状制剂。按照药物组成可分为单味散剂和复方散剂两种。三七粉、生三七散即属于单味散剂。复方三七粉即临床常用其他中药粉与三七粉混合制成的散剂。散剂的特点是比表面积大，易分散，奏效迅速，制备简单，服用方便，适于医院制剂，是临床外科和内科常用的一种剂型。不过由于散剂是粉末，易吸潮结块、霉变，故应当在密闭、干燥、阴凉环境下贮存。

（二）丸剂

丸剂是饮片细粉或饮片提取物加适宜的黏合剂或其他辅料制成的球形或类球形制剂。常见种类有水丸、蜜丸、水蜜丸等。一般情况下，丸剂的溶出速率较为缓慢，可以延长药效，缓解药物的刺激性。此剂型制法简单，服用方便。常见如生三七丸、熟三七丸。

（三）胶囊剂

胶囊剂是将药物直接分装于空心胶囊或密封于软质囊材中的制剂。此类剂型可分为硬胶囊剂、软胶囊剂和肠溶胶囊剂等。一般三七的胶囊剂为硬胶囊剂，如三七胶囊、三七通舒胶囊。软胶囊剂现代应用日渐广泛。软胶囊是将液体药物或固体药物制成的溶液、混悬液、乳液直接密封于球形或椭圆形的软质囊材中制成的剂型，属于胶囊剂的一种。此类剂型药物释放迅速，吸收率高；遮盖某些药物的不良气味；对于低沸点、挥发性成分能稳定保存。如血塞通软胶囊、丹七软胶囊。

（四）片剂

片剂是药物与适宜赋形剂混匀压制而成的圆片状或异形片状剂型。按给药途径及制法分为口服片、口腔用片剂、外用片。口服片又分为压制片、包衣片、咀嚼片、泡腾片、分散片、多层片、缓释片、控释片等。常见的片剂剂型为：①包衣片，为在压制片表面包有衣膜的片剂，一般为薄膜衣片，具有减少外界环境对药物的影响、保护药物、稳定质量、掩盖不良气味、减少药物刺激、防止吸湿等作用。②分散片，是在片剂制备的过程中加入适宜的崩解剂，在水中可迅速崩解均匀分散的片剂。这种剂型服用方便，可降低药物的不良反应，快速崩解形成均一混悬液，吸收快，生物利用度高。可以直接口服也可加水崩解为均一混悬液后服用。适合儿童、老人或吞咽困难的患者。如血塞通分散片、血栓通分散片。③泡腾片，是含有碳酸氢钠和有机酸、遇水可产生气体而成泡腾状的片剂。泡腾片因产生大量气体，严禁直接含服或吞服。如血塞通泡腾片。常见的三七片剂多数为三七复方制剂，如三七片、三七伤药片、三七伤科片、三七止血片、复方三七片，为压制片或包衣片。

（五）浸膏剂

浸膏剂是饮片用适宜的溶剂提取有效成分，蒸去全部溶剂，调整浓度至规定标准的制剂。分为稠浸膏与干浸膏。一般多作为制备片剂、颗粒剂、胶囊剂、丸剂等剂型的中间体。如三七冠心宁片即为用三七浸膏制备的片剂。

（六）颗粒剂

颗粒剂是药物粉末与适宜的辅料混合制成的具有一定粒度的干燥颗粒状剂型。按溶解性和溶解状态分为可溶性颗粒剂、混悬性颗粒剂、泡腾颗粒剂等。三七的颗粒剂一般不用单味药三七制作，往往用三七加多种药物制成复方制剂，如复方三七颗粒等。

　　近年来出现的中药配方颗粒是将临床常用的中药饮片制成单味颗粒剂，其中就有三七颗粒，这实质上就是单味中药三七的颗粒剂，但一般不单独使用，而是与其他单味中药颗粒配伍使用，类似于中药饮片，在中医临床上供处方配伍应用。

（七）溶液剂

　　溶液剂是药物以分子或离子形式分散于溶剂中制成的供内服或外用的液体药剂。此类剂型药物分散度大，吸收好，作用快，药物稳定性好。但因对光、热不稳定，须置避光、冷处密闭贮存。如复方三七口服液即属于此类剂型。

（八）注射剂

　　注射剂是药物制成的供注入体内的无菌溶液，包括乳浊液和混悬液，以及供临用前配成溶液或混悬液的无菌粉末或浓溶液。注射剂一般包括输液剂、粉针剂、小水针。具有作用迅速，疗效可靠的特点。而中药注射剂是我国创新型的一类药物制剂。中药注射剂是指从药材中提取的有效物质制成的可供注入人体内的灭菌溶液或乳状液，以及供临用前配成溶液的无菌粉末或浓溶液制剂。作为现代中药制剂，注射剂是我国中药现代化的重要组成部分。中药注射液不仅保留了中药的传统治疗优势，而且具备生物利用度高、疗效确切、起效快的特点，一举多得，在我国临床中广泛应用，但同时需要注意的是，中药注射剂含大分子物质较多，临床不良反应发生率较高，使用前应仔细阅读药品说明书，用药中应密切观察，做好随时应对发生不良反应的准备。常见的与三七有关的注射剂是以三七提取物为主要成分制成的，主要有血塞通注射液、血栓通注射液等，它们都是以三七皂苷为主要成分的上市药品。由于三七皂苷对热不稳定及易溶于水，为增加其稳定性，对剂型进行了适当的改变，现主要有注射用血塞通（冻干）、注射用血栓通（冻干）。

（九）滴丸

滴丸是将饮片提取物与基质用适宜方法混匀后，滴入不相混溶的冷却液中，收缩冷凝而成的球形或类球形制剂。这类剂型的特点为药物在基质中分布均匀，剂量准确；起效迅速，生物利用度高，溶出速度快；液体药物可制成固体滴丸。

二、三七制剂概况

三七是一味常用的止血、活血、化瘀中药，历版《中国药典》均有收载，具有散瘀止血、消肿定痛的功效，常用于治疗咳血、吐血、衄血、便血、崩漏、外伤出血、胸腹刺痛、跌仆肿痛等，临床应用极广。现代药理研究表明，三七含有三七总皂苷、黄酮、氨基酸、糖类等多种化学成分，其中三七总皂苷为其主要活性成分，具有活血祛瘀、扩张血管、增加冠脉血流量、改善血液循环、抗心肌缺血、抗血小板聚集、降脂和抗动脉粥样硬化等作用，临床上广泛应用于心脑血管疾病及其后遗症、视网膜中央静脉阻塞、眼前房出血、内眼病、中风等多种疾病。目前以三七为主的制剂不仅有传统剂型（丸剂、散剂、膏剂、片剂、胶囊剂、酒剂），如三七粉、三七片、三七胶囊、熟三七丸、复方三七补血片、复方血栓通片、保心宁胶囊等，还有以三七提取物制成的注射剂，如血塞通注射液、血栓通注射液、注射用血塞通、注射用血栓通，以三七提取物制成的胶囊剂，如三七通舒胶囊，以及以三七为原料制成的新剂型（滴丸、分散片、软胶囊、咀嚼片、肠溶胶囊），如血塞通软胶囊、血塞通分散片、三七冠心宁滴丸等，极大地丰富了临床选择（表3-1）。

表 3-1　临床常用的三七制剂

方剂名称	组方	功效	出处
血塞通片	三七总皂苷	抑制血小板凝集,抗凝,抗血栓,增加冠状动脉血流量,扩张血管	《中华人民共和国卫生部药品标准　中药成方制剂》(第十七册)
云南白药胶囊	三七、重楼、麝香、草乌等	活血化瘀,止血镇痛,排脓去毒,防腐生肌。适用于小儿腹泻、急性肠炎、慢性结肠炎、风湿、肩周炎、陈旧性腰腿痛、腰肌劳损及软组织损伤等	《中华人民共和国药典》
化血丹	煅花蕊石、三七、血余炭	祛瘀止血。用于咯血、呕血、鼻出血、血尿	《医学衷中参西录》
安神止痛汤	琥珀、莲子、党参、白芍、生地、山药、黄芪、酸枣仁、三七、醋元胡、制乳香、制没药、朱茯神、远志、甘草、双钩藤	宁心安神,益气镇痛。用于重伤痛极,夜寐不安	《林如高骨伤验方歌诀方解》
完肤丹	三七、乳香、陈年石灰、血竭	止血,促进肉芽组织生长。用于切割伤口引起的出血	《洞天奥旨》

方剂名称	组方	功效	出处
安崩汤	人参、黄芪、白术、三七	主治五崩。通常用于治疗崩漏,青、赤、黄、白、黑五种暴发性阴道分泌物	《医学集成》
三七伤药片	三七、草乌(蒸)、雪上一支蒿、骨碎补、红花、接骨木、赤芍、冰片	放松肌腱,促进血液循环,消除瘀血,减轻疼痛。适用于创伤性损伤、风湿病、关节疼痛、急性或慢性劳损,以及伴有上述症状的神经痛	《中华人民共和国药典》
跌打活血散	红花、当归、血竭、三七、烫骨碎补、续断、炒乳香、炒没药、儿茶、大黄、冰片、土鳖虫	放松肌腱,促进血液循环,祛除瘀血,减轻疼痛。用于创伤性损伤,伴有瘀伤和疼痛,以及腰部扭伤	《中华人民共和国药典》
复方血栓通胶囊	三七、丹参、黄芪、玄参	促进血液循环,祛瘀,补气养阴。用于视网膜静脉阻塞和血瘀引起的稳定型心绞痛	《中华人民共和国药典》
跌打丸	三七、当归、白芍、赤芍、桃仁、红花、血竭、续断、没药、乳香、醋三棱、苏木等24味	促进血液循环,祛除血液瘀滞,缓解肿胀,减轻疼痛。用于治疗创伤性损伤,肌腱断裂和骨折,伴有肿胀和疼痛的瘀伤或腰部扭伤	《中华人民共和国药典》
复方丹参滴丸	三七、丹参、冰片	促进血液循环,祛除瘀血,调节气机,缓解疼痛。适用于冠心病气滞血瘀证或心绞痛胸闷症状	《中华人民共和国药典》

三、三七制剂与服用建议

（一）三七单味药口服制剂

这类制剂不论三七粉、生三七散、三七片、三七胶囊还是生三七丸，都是由单味三七制成的，虽然剂型有异，品名不同，但本质相同，功效主治自然相同，均具有散瘀止血、消肿定痛的作用，用于治疗咳血、吐血、衄血、便血、崩漏、外伤出血、胸腹刺痛、跌仆肿痛等。而熟三七制成的制剂如熟三七丸、熟三七片，具有熟三七补血和血的功效，主要用于贫血、失血虚弱、月经不调、产后恶血不尽等症。生、熟三七制剂均属于中医理论指导下的传统应用范围。

散剂、胶囊剂、片剂、丸剂4种剂型各有利弊。散剂具有原药材本身气味，有的患者难以接受；胶囊剂具有粒大不易吞咽的弊端，但可以遮盖不良气味；片剂具有服用数量多，但药物成分分布均匀的优点；丸剂具有服用量大的劣势。4种剂型在发挥药效速率方面也有区别，由快到慢依次为：散剂，胶囊剂，片剂，丸剂。因此，患者本人、药师、医师可根据病情、发挥药效速率和患者接受能力酌情选择剂型。若需要药物快速吸收且患者可以接受三七的气味，需选择散剂；若患者难以接受三七气味，则选择胶囊剂；慢性病患者可以选择片剂和丸剂。

贮藏保存方面，三七粉一定要在密封、干燥、阴凉环境下保存，用自封袋、密闭罐均可，因为三七粉末很细，极易吸湿结块发生霉变，一旦发现这种情况应立即停止服用。三七片、生三七丸、熟三七丸、三七胶囊因都有独立包装，只需服用时打开，随后立即密封。以上制剂均应在阴凉干燥处存放，避免阳光直射，以温度不超过 25℃为宜。

小贴士：几种常见的三七单味药口服制剂

- **三七粉、生三七散：** 将三七洗净，干燥，碾成细粉，过 100 目筛，混匀，过重筛，分装即得。干燥、阴凉处密封保存。

- **三七片：** 为三七粉加适量辅料压制而成的片剂。密封保存。

- **三七胶囊：** 为三七细粉制成的胶囊。密闭、防潮保存。

- **生三七丸：** 为生三七和辅料（蜂蜜、活性炭）制成的丸剂。密封保存。

- **熟三七丸：** 为熟三七和辅料（蜂蜜、活性炭）制成的丸剂。密封保存。

- **熟三七片：** 为熟三七粉加入适量辅料制成颗粒后压制成片。密封保存。

（二）三七复方口服制剂

三七复方口服制剂为三七和其他中药组成的成方制剂，方中组成药物共同发挥作用。要根据患者的症状、医师的诊断辨证论治，综合选定使用何种制剂。这类制剂的剂型除有丸剂、散剂、片剂、胶囊剂以外，还有口服液、冲剂、合剂等。就剂型来看，口服液、合剂均为液体制剂，冲剂只需服用前用热水冲开，冲开后也属于液体制剂，此剂型具有发挥药效快、易吸收、药物稳定性高的优点，缺点是对光、热不稳定，因此须在避光、阴凉处密封保存，否则极易变质，产生絮状物。

小贴士：几种常见的三七复方口服制剂

- **三七伤药片：** 由三七、制草乌、雪上一支蒿、冰片、骨碎补、红花、接骨木、赤芍制成。为糖衣片或薄膜衣片。主要功效为舒筋活血，散瘀止痛。用于跌打损伤，风湿瘀阻，关节痹痛；急慢性扭挫伤，神经痛见上述证候者。本品药性强烈，应按规定量服用；孕妇忌用；有心血管疾病患者慎用。密封贮藏。

- **三七止血片：** 由地锦草、三七制成。为糖衣片。主要功效为行瘀止血，消肿，定痛。用于吐血、衄血、血痢、血崩、产后流血不止、月经过多及外伤出血。密封保存。

· **三七伤科散：** 由三七、人参、雪上一支蒿、九股牛、对节蓝、黑骨头、浙贝母、金丝矮陀陀、制草乌、萝白矮陀陀制成。功效为活血祛瘀，止痛止血。用于跌打刀伤、远年瘀患、劳积内伤、咳血、吐血、筋骨肿痛、风湿麻木。口服或用白酒调敷患处。孕妇禁用。置于密闭、防潮环境下保存。

· **复方三七胶囊：** 由三七、土鳖虫、白芷、川芎、当归、制乳香、红花、制没药制成。功效为化瘀止血，消肿止痛。用于跌打损伤、瘀血肿痛、外伤出血、挫伤、扭伤、骨外伤等。孕妇忌服。密封保存。

· **复方三七口服液：** 由鲜三七、黄芪、人参、葛根制成。功效为培元固本，益气健脾，滋阴润燥，生津止咳。用于神倦乏力、气短心悸、口干舌燥，也用于肿瘤虚衰及放疗、化疗、手术后出现的虚证。置避光容器内密闭，置冷暗处保存。

· **三七脂肝丸：** 由三七、莪术、菟丝子、菊花、白术、泽泻、白芍、荷叶、青皮、赤芍、山楂制成。

功效为健脾化浊，祛痰软坚。用于脂肪肝、高脂血症属肝郁脾虚证者。孕妇禁用。密封保存。

- **复方血栓通胶囊**：由三七、黄芪、丹参、玄参制成。功效为活血化瘀，益气养阴。用于血瘀兼气阴两虚证的视网膜静脉阻塞，症见视力下降或视觉异常、眼底淤血征象、神疲乏力、咽干、口干；以及用于血瘀兼气阴两虚证的稳定型劳力性心绞痛，症见胸闷、胸痛、心悸、气短、乏力、心烦、口干。孕妇慎用。密封，置阴凉干燥处保存。

- **丹七片**：由三七、丹参制成。功效为活血化瘀，通脉止痛。用于瘀血痹阻所致的胸痹心痛、眩晕头痛、心悸腹痛。孕妇慎服。密封保存。

- **三七养血胶囊**：由熟三七、党参、当归、黄芪制成。功效为补气养血。用于气血两虚所致的虚劳。密封保存。

- **三七冠心宁合剂**：由三七、人参香精制成。功效为活血益气，宣畅心阳，疏通心脉，蠲除瘀阻。用于胸痹或心血瘀阻所致之胸闷、心痛、气短、心悸等症。不适用于心绞痛急性发作患者。密封，置阴凉处保存。

- **三七蜜精（口服液）**：由三七提取液、三七叶蒸馏液、蜂蜜制成。功效为清热平肝，养心润肺。用于心悸、烦躁、眩晕。密封，置阴凉处保存。

- **保心宁胶囊：**由丹参干浸膏、三七、当归干浸膏、枳壳干浸膏制成。功效为活血化瘀，行气止痛。用于心绞痛、心律失常、改善冠心病症状等。密封，置干燥处保存。
- **冰七片：**由三七、冰片制成。功效为活血理气，开窍止痛。用于气滞血瘀的胸痹，症见胸痛、胸闷、憋气等；冠心病见上述症状者。密封保存。
- **复方三七补血片：**由三七、当归制成。功效为养血活血，调经止痛。用于血虚证，月经量少、月经后期、经行腹痛。孕妇禁用。密封保存。

（三）三七提取物口服制剂

三七三醇皂苷、三七总皂苷均以中药三七为原料经提取、提纯、精制而成。三七总皂苷包含三七三醇皂苷，有的制剂以三七总皂苷制成，有的以三七三醇皂苷制成，成分含量有差异。三七三醇皂苷由人参皂苷 Rg_1、人参皂苷 Re、三七皂苷 R_1 组成。三七总皂苷由三七皂苷 R_1、人参皂苷 Rg_1、人参皂苷 Re、人参皂苷 Rb_1、人参皂苷 Rd 组成。

小贴士：几种常见的三七提取物口服制剂

· **血塞通片（胶囊、颗粒、滴丸、软胶囊、咀嚼片、分散片）：** 以三七根中提取的三七总皂苷加适量赋形剂制成的片剂（胶囊剂、颗粒剂、软胶囊）。功效活血祛瘀，通脉活络；抑制血小板聚集和增加脑血流量。用于脑络瘀阻、中风偏瘫、心脉瘀阻、胸痹心痛，以及脑血管病后遗症、冠心病心绞痛属上述证候者。密封，置阴凉干燥处保存。

· **三七通舒胶囊（软胶囊）：** 以三七三醇皂苷为成分制成的胶囊剂。功效活血化瘀，活络通脉；改善脑梗死、脑缺血功能障碍，恢复缺血性脑代谢异常，抗血小板聚集，防止血栓形成，改善微循环，降低血液黏度，增加颈动脉血流量。主要用于心脑血管栓塞性病症，主治中风、半身不遂、口舌歪斜、言语謇涩、偏身麻木。本药在出血性中风出血期间忌用，对出血后的瘀血症状要慎用。孕妇禁用，产妇慎用。避光，密封，置阴凉干燥处贮藏。

· **七叶神安滴丸（片）：** 以三七叶总皂苷为原料制成的滴丸剂或片剂。功效益气安神，活血止痛。用于心气不足、心血瘀阻所致的心悸、失眠、胸痛、胸闷。密封保存。

· **血栓通胶囊：**以三七总皂苷加适量赋形剂制成的胶囊剂。功效活血祛瘀，通脉活络。用于脑络瘀阻引起的中风偏瘫，心脉瘀阻引起的胸痹心痛；以及脑梗死、冠心病心绞痛见上述证候者。密封，置阴凉干燥处保存。

（四）三七提取物注射制剂

三七提取物注射制剂均以三七总皂苷为有效成分，仅在剂型与组成比例上存在一定差异。三七总皂苷口服制剂多为传统剂型，在胃肠道内易受到酶、pH 值、肠黏膜等多种因素的影响，具有首过效应，生物利用度较低。相较于以三七总皂苷制成的传统口服制剂，注射剂含三七总皂苷量不得少于85%，具有成分纯度更高的优点，并且可避免首过效应，进入血液循环的药物剂量稳定，使血药浓度快速达到治疗峰值，发挥药效迅速。但是也存在易产生过敏反应、患者顺应性差、安全性欠佳等问题。不论口服还是注射剂，均常用于治疗心脑血管疾病、呼吸系统疾病、糖尿病并发症等。

小贴士：几种常见的三七提取物注射制剂

· **血塞通注射液：**以三七总皂苷制成的灭菌水溶液。功效活血祛瘀，通脉活络。用于中风偏瘫、瘀血阻络及脑血管疾病后遗症、视网膜中央静脉阻塞属瘀血阻滞证者。用法：静脉注射，静脉滴注，肌内注射或理疗。密封，避光，置阴凉干燥处。

· **注射用血塞通（冻干）：**以三七总皂苷制成的冻干粉末。功效活血祛瘀，通脉活络。用于中风偏瘫、瘀血阻络及脑血管疾病后遗症、视网膜中央静脉阻塞属瘀血阻滞证者。用法：静脉注射，静脉滴注，肌内注射或理疗。密封，避光，置阴凉处。

· **血栓通注射液：**以三七主根提取的三七总皂苷制成的灭菌水溶液。功效活血祛瘀；扩张血管，改善血液循环。用于视网膜中央静脉阻塞、脑血管病后遗症、内眼病、眼前房出血等。用法：静脉注射，静脉滴注，肌内注射或理疗。密封，避光保存。

· **注射用血栓通（冻干）：**以三七主根提取的三七总皂苷制成的冻干粉末。功效活血祛瘀，通脉活络。用于瘀血阻络，中风偏瘫，胸痹心痛及视网膜中央静脉阻塞。用法：静脉注射，静脉滴注，肌内注射或理疗。密封，避光，阴凉处保存。

以上几种注射制剂均是以三七总皂苷为主要成分制成的，具有相似的功效。临床多用于治疗中风偏瘫、脑血管病后遗症、视网膜中央静脉阻塞等。医师、药师、患者临床选择时应以药品说明书为准，并根据病情酌情选择。

随着科学的进步，现代制剂得到快速发展，中药现代化的程度进一步提高，中药剂型越来越丰富，制剂数量也日益增多，涉及三七的制剂亦是如此。据统计，含有三七的中成药多达 500 余种，以三七总皂苷、三七三醇皂苷为原料的制剂达 10 余种。很多患者、药师、医师对于选择何种剂型感到无从下手。总的来说，新剂型主要有泡腾片、口腔崩解片、分散片、肠溶胶囊、肠溶片等。泡腾片、分散片、口腔崩解片在体外放入水中崩解，极大地缩短了崩解时限，减少了药物对胃肠道的刺激，加大了药物成分在胃肠道内的分布，安全性高，对儿童、老年人、吞服固体制剂困难的患者特别适宜。肠溶胶囊、肠溶片均是使药物到达肠道内再溶解吸收，这样可以避免药物对胃的刺激，同时降低胃液对药物的破坏，可以提高药物的生物利用度。如果患者既往有胃病，选择肠溶胶囊或肠溶片最为适合。新剂型的发展和丰富为患者提供更多的选择。

四、三七保健食品与服用建议

含有三七或以三七为主的保健品多达 200 余种，厂家之多，品名之繁，夸大宣传之嫌，无不困扰着广大消费者，对此类产品有一个总的、质的认识确有必要。三七保健品中一小部分产品以单一原料三七构成，少部分产品由三七和一两种其他中药原料构成，而大部分产品为三七和其他多种原料构成，有的可达数十种。

三七保健品涉及的保健作用大致有增强免疫力、辅助降血压、调节降血脂、辅助降血糖、缓解疲劳、提高缺氧耐受力等。其中，功能性成分或者标志性成分以三七总皂苷、总黄酮、粗多糖、腺苷等为主。消费者在选择时，应着重注意查看主要原料构成、保健功能、适宜与不适宜人群、注意事项，并结合自身实际情况理性购买。

购买保健品的人群大致分为两类，一是身体长期有某些不适，希望通过应用保健品改善身体状况；二是无明显身体不适，希望通过应用保健品预防疾病。保健品仅具有保健的作用，并不能代替药物服用。所以第一类人群服用保健品后是否能够达到保健品所标示的保健作用与环境、情志、体质等多方面因素有关。当服用保健品后，身体不适进一步加重时，一定要及时就医，以免延误病情。第二类人群无病无痛，不提倡服用保健品，因为健康状况尚佳，身体各项功能处在平衡和谐的状态，尽量不要人为打乱这种状态。若自行服用不适合自身体质的保健品，反而会破坏身体固有的平衡，适得其反。

小贴士：几种常见的含三七保健品

·三七胶囊

主要原料：三七。

功效成分：每100g含三七总皂苷6.5g。

适宜人群：免疫力低下者。

不适宜人群：儿童、少年、乳母、孕妇。

保存：密封，置阴凉干燥处。

注意事项：本品不能代替药物。

·洪齐之康胶囊

主要原料：三七、红曲粉。

功效成分：每100g含总皂苷5.8g、洛伐他汀578mg。

适宜人群：血脂偏高者。

不适宜人群：儿童、少年、孕妇。

保存：置阴凉干燥处。

注意事项：本品不能代替药物。

· 赛诺平胶囊

主要原料：三七提取物。

适宜人群：血压偏高者。

不适宜人群：儿童、少年、孕妇。

保存：密封，置阴凉干燥处。

注意事项：本品不能代替药物。

第三节 三七的合理应用

三七主要具有散瘀止血、消肿定痛的作用，是中医临床常用中药。李时珍在《本草纲目》中称其为金不换、山漆。"金不换"为示贵重之意；"山漆"是谓其能愈合金疮如漆粘物也。三七主产于云南和广西，云南三七甘甜多一点，活血化瘀中略带养血功能，广西三七苦多甘少，主要用于活血化瘀。三七具有"活血不伤正，止血不留瘀"的特性，因其功效卓著，备受百姓和广大中医药工作者推崇，应用广泛。

一、单味三七用法用量

（一）生熟三七用法与比较

1. 生三七

（1）三七粉：《中国药典》是我国药品最高法典，在保证药品质量、保障用药安全有效、维护人民健康方面起着十分重要的作用。《中国药典》2015 年版一部"药材和饮片"中记载三七用法为研末吞服，即三七粉。取三七，洗净，干燥，碾成细粉，干燥即得。为什么要研末吞服？一是因为三七质重坚实，若切片煎煮不易煎出有效成分，降低药效；另一个重要原因就是三七自古以来为名贵中药材，研末吞服可以最大限度地吸收，提高疗效并且减少资源浪费。一般大众服用三七粉有两种情况：一是自己购买作为保健品服用；二是中医师处方中用到三七粉。服用三七粉时，向小碗中倒入适量温开水，然后加入所需剂量的三七粉，充分搅拌均匀，服下即可；或者直接将三七粉倒入加热后的药液，混匀，一并服下。此时切记，应将三七粉倒入水或药液中，顺序尽量不要倒置，否则三七粉容易出现结块、化不开的现象，不仅服用不便，还会影响吸收。

（2）三七超细粉（《云南省中药饮片标准》2005年版）：将药材净选，洗净，干燥，粉碎成极细粉即得。本品为灰白色至灰黄色的粉末。气微，味苦回甜，用法用量同三七粉。通常三七粉为细粉，而三七超细粉比普通的三七粉粒径更小，也更容易吸收。

（3）三七须根（《云南省中药材标准》2005年版）：秋季花开前采挖，洗净，分取须根，干燥。三七须根具有与三七类似的作用，用法用量与三七相同。

（4）鲜三七（《云南省食品药品监督管理局标准》云YNZYC-0363-2015-2017）：专用于生产已批准的特定中药饮片、制剂。2～5℃贮藏，时间不超过10天。目前注册的保健品只有一种使用鲜三七，而保健品是不能代替药物治疗疾病的，消费者应谨慎选择。

2. 熟三七

清代名医陈士铎在《本草新编》中最早记载三七有补益作用："三七根，各处皆产，皆可用。惟西粤者尤妙，以其味初上口时，绝似人参，少顷味则异于人参耳，故止血而又兼补"。清代医家赵学敏最早指出三七有补血功效，其所著《本草纲目拾遗》记载："人参补气第一，三七补血第一，味同而功亦等，故人并称曰人参三七，为药品中之最珍贵者"。

传统中医有"生消熟补"之说，而广大百姓对三七生熟异同也有比较统一的认识，即认为三七制熟后药性发生了改变，随之功效与生三七有异，熟三七止血化瘀作用较弱，以滋补力胜，偏于补虚强壮，有补气补血的作用，多用于虚损劳伤、气血不足者；生三七补益之力较弱，而化瘀止血、消肿定痛的力量大于熟三七，多用于内外伤出血、跌打损伤等。熟三七的炮制方法一般有蒸熟和油炸两种。取生三七片或者将三七打碎，分大小块，蒸熟一般为隔水常压蒸制，时间 4~8 小时；油炸为用食用油炸至表面棕黄色，取出，放凉。将制熟的三七打碎，研磨，碾成细粉，过筛即得到熟三七粉。服用方法为冲服。在广西、云南、贵州等民间一直将熟三七作为补血药使用。

（二）用量

《中国药典》规定三七用量为 3～9g。有内服与外用之分。

1. 内服

实际应用时有保健和治疗之分。如果作为日常保健使用，建议每次 2g，早、中、晚各一次，或者每次 3g，早、晚各一次。但使用时会有误差，每日总量以不超过 9g 为宜。作为治疗应用时，切勿自作主张，应遵医嘱，严格按照医师处方剂量与要求服用。注意事项：脾胃强健的人群可以空腹服用，脾胃虚弱的人群则应餐后 30 分钟至 1 小时服用，尽量不要餐后马上服用，因为此时胃内存有大量食物，会影响三七粉的吸收。

2. 外用

根据瘀肿或创面大小酌情选择用量。若为瘀肿，用酒浸泡三七片或调匀三七粉，擦涂浸液，此时不建议将三七粉直接敷在瘀肿患处，因无液体作为媒介，三七粉的吸收量很少，疗效甚微；有创面者，先将创面消毒，直接将三七粉撒在创面即可。

熟三七粉一般只作内服，每日服用量为 9～15g，早、晚各一次，或者每日 3 次，早、中、晚服用。另有记载，民间常以熟三七粉作为食疗保健，方法列举一二：取童子鸡 1

只，宰后剖腹，去内脏，取熟三七粉 15～20g 撒入鸡腹内，加适量清水，也可加少许黄酒，文火炖烂，喝汤食肉，分2～3 次食完；或取鸡蛋 1 枚，打成蛋花，加入熟三七粉3～5g 搅匀，炖熟食用，日服 1 次，治疗血虚之证，每获良效。这里的熟三七粉也可以换成熟三七片或块，直接与食物共炖，不必拘泥于饮片形态。

二、三七配伍应用

（一）三七配丹参

三七性温，止血化瘀，活血定痛，尤擅定痛；丹参性凉，入心、肝二经血分，凉血活血，通经止痛。二药为中医临床常用对药之一，相须为用，相辅相成，使活血祛瘀、通经止痛力增，适用于各种瘀血疼痛，尤宜于心脉瘀阻之心痛彻背、背痛彻心者。

（二）三七配当归

三七化瘀止血，消肿定痛，还有活血的作用；当归补血活血，调经止痛。二者配伍，可增强补血养血活血、祛瘀生新、调经止痛之功，如对于产后瘀血不下、新血不生所致的恶露不尽、少腹疼痛，以及脾不统血所致的各种血证、贫血有很好的治疗效果。临床还常用二药防治冠心病、心律不齐等。

（三）三七配白及

三七化瘀止血，有止血不留瘀、化瘀不伤正之特点，为治疗体内外出血诸证之佳品；白及收敛止血，为治肺胃出血证之要药，兼有消肿生肌之功。二者合用，一散一收，祛瘀生新，止血作用增强，可用于各种出血证，尤多用于咳血、吐血等肺胃出血之证，促进出血溃疡面愈合。

（四）三七配鸦胆子

三七甘、微苦、温，入血分而止血化瘀，生新血，治上、中、下之各种出血证；鸦胆子苦、寒，归大肠、肝经，清热解毒，截疟止痢，擅于治疗热性赤痢，张锡纯谓其："味极苦，性凉。为凉血解毒之要药。善治热性赤痢，二便因热下血，最能清血分之热及肠中之热，防腐生肌，诚有奇效。"二者合用，清热止血，化腐生肌，是治疗热性赤痢之常用配伍。

（五）三七配大黄

三七微苦而温，功善消肿定痛，止血化瘀。《日华子本草》曰："三七祛瘀生新，消肿定痛，可止血而不留瘀血，行血而不伤新血"；大黄苦、寒，为泻下药，有凉血解毒、逐瘀通经之功，以其急速下降之势，又无留邪之弊的特点，与三七配伍，一热一寒，一通一收，常用于脑出血和消化道出血；又因三七消肿定痛散瘀，大黄泻火凉血解毒，二药合用又可治疗热毒疮疡初起红肿热痛者。

（六）三七配西洋参

西洋参补气养阴，清热生津，用于气阴亏虚之虚热烦倦，咳喘痰血，内热消渴，口燥咽干，是一味气阴双补的好药；三七化瘀通滞。二药合用，一通一补，补而不滞，相得益彰，对老年人预防心脑血管疾病具有积极意义。

三、三七方剂举隅

（一）定痛丹（《青囊秘传》）

药物组成：参三七。

功能主治：定痛。

用法：研末内服。

（二）三宝粥（《医学衷中参西录》）

药物组成：生山药一两，三七二钱，鸦胆子五十粒（原方剂量）。（注：一两约等于31g，一钱约等于3g）

功能主治：补气，清热止血，生肌，止痢。治痢久，脓血腥臭，肠中欲腐，兼下焦虚惫，气虚滑脱者。

用法：上药三味，先用水四盅，调和山药末煮作粥。煮时，不住以箸搅之，一两沸即熟，约得粥一大碗。即用其粥送服三七末、鸦胆子。

（三）生地黄汤（《医学心悟》）

药物组成：生地黄三钱，牛膝、丹皮、黑山栀各一钱，丹参、元参、麦冬、白芍各一钱五分，郁金、广三七、荷叶各七分（原方剂量）。（注：一钱约等于3g）

功能主治：清热凉血，活血化瘀。适用于血热妄行所致的吐血、咯血等。

用法：煎服。

（四）定崩救产汤（《陈士铎医学全书》）

药物组成：人参一两，当归一两，黄芪一两，白术一两，三七根末三钱（原方剂量）。（注：一两约等于31g）

功能主治：补气养血，活血化瘀。适用于产后血崩不止，口舌燥裂。

用法：水煎服。

（五）腐尽生肌散（《医宗金鉴》）

药物组成：儿茶、乳香、没药各9g，冰片3g，麝香0.6g，血竭9g，旱三七9g。

功能主治：消肿定痛，收敛生肌。治痈疽疮疖，破烂不敛者。

用法：上药为末，撒于患处；或用猪脂油（去滓）250g，加黄蜡30g溶化，入前药调成膏，摊贴患处。

（六）化血丹（《医学衷中参西录》）

药物组成：花蕊石（三钱，存性），三七（二钱），血余（一钱，存性）（原方剂量）。（注：一钱约等于3g）。

功能主治：化瘀止血。治咳血，兼治吐衄，理瘀血及二便下血。

用法：共研细，分两次，开水送服。

（七）军门止血方（《回生集》）

药物组成：三七、白蜡、乳香、降香、血竭、五倍、牡蛎各等份。

功能主治：止血，消肿，定痛。用于外伤出血。

用法：不经火，为末敷之。

（八）七宝散（《本草纲目拾遗》）

药物组成：龙骨、象皮（现已禁用）、血竭、人参、三七、乳香、没药、降香各等份。

功能主治：止血。用治刀伤收口、外伤出血等。

用法：以上八味各等份研末，温酒下或掺上。

（九）安崩汤（《医学集成》）

药物组成：黄芪、焦术各一两，人参二钱，三七三钱（原方剂量）。（注：一钱约等于 3g）

功能主治：治五崩。

用法：水煎前药，调三七根末。

四、三七食疗

（一）三七藕汁

鸡蛋一枚，打开，和三七末一钱，藕汁一小杯，陈酒半小杯，隔汤炖熟食之，不过二三枚自愈。（《种福堂公选良方》）

（二）三七猪肚鸡

三七粉 10g，猪肚约 500g，小母鸡约 800g。先用盐搓洗猪肚内壁附着物，然后用少许花生油继续搓洗；小母鸡去内脏，洗净；将三七粉装入猪肚内，再将猪肚塞进鸡内，加少许盐，隔水蒸熟即可。功效补气血，养胃。适用于胃溃疡、十二指肠溃疡及贫血、眩晕、久病虚弱等症。

（三）三七猪心

三七粉 10g，猪心 300g，瘦肉 10g。将三七粉装进洗净的猪心血管里，用瘦肉封口，加适量食盐，隔水蒸熟即可。功效补气血，养心，养胃。适用于气血两虚之面色萎黄、神疲乏力、少气懒言、心悸失眠、形体消瘦等症，也用于胃溃疡、十二指肠溃疡等。

（四）三七鸽子

三七粉 3g，鸽子 1 只。鸽子去内脏，将三七粉装入鸽子肚内，隔水蒸熟。用于治疗血虚头晕。

五、与其他药物的相互作用

明朝时，西方医药开始传入中国。清朝中后期，中医药书籍开始有了关于西药的记载。清末至民国初，西方医药大量涌入中国，出现中西药联用治病的方法，最著名的当属张锡纯，他提出中西药联用理论，代表作为《医学衷中参西录》。近现代以来，我国医药工作者对中西药联用和中药配伍现代研究做了大量实验和实践，至今，中成药中加入西药成分组成复方制剂、临床各科室中西药联用或中药配伍应用现代方法研究的现象非常普遍，根据联用发挥的临床效果来看，主要有协同和拮抗两种，对于三七来说亦是如此。

（一）协同作用

1. 三七与黄芪

二药合用具有协同作用。据报道，对幽门螺杆菌阳性患者采用观察临床疗效的方法，设置常规西药对照组、常规西药加黄芪和三七治疗组，观察指标为临床症状变化、幽门螺杆菌清除率、不良反应。治疗组用药方案可明显提高对幽门螺杆菌的清除率，改善或治愈临床症状，且安全性较高。中医理论认为，三七为止血药，具有止血散瘀、消肿定痛的功效，治疗多种内外出血证；黄芪为补气药，具有补气升阳、固表止汗、托毒排脓、敛疮生肌等功效，治疗气虚乏力、表虚自汗、痈疽难溃、久溃不敛，二药合用可治疗胃溃疡创面久溃不敛。

2. 三七与丹参

三七具有散瘀止血、消肿定痛的作用，止血而不留瘀；丹参具有活血祛瘀、通经止痛等功效，是临床常用的活血化瘀药，二药临床合用由来已久。现代研究表明，三七和丹参配伍，在抑制血小板黏附性和聚集性、提高心肌摄氧率、保护血管内皮等方面具有协同作用，常用于治疗冠心病等疾病，如丹七片。

3. 三七与乳酸心可定

二药联用可以增加冠状动脉血流量，扩张血管，降低血压，减轻心脏负担，降血脂。

（二）拮抗作用

因三七含有大量皂苷类成分，皂苷在酸性条件下会被酶催化而水解，应避免三七与酸性较强的西药联用，如维生素C、烟酸、胃酶合剂、谷氨酸等。三七也不宜与含有金属离子的盐类药物（如硫酸亚铁等）合用，同服会产生沉淀。三七不宜与水蛭共煎使用，因为三七与水蛭配伍的共煎液呈显著酸性，三七中含有的三七总皂苷会随共煎液的 pH 值降低而含量降低，三七总皂苷的保留率仅为单纯三七提取液的三分之一左右，严重降低了三七的药效。

六、临床医师用药经验

（一）外伤

可以单用三七粉，或者选用三七伤药片、三七止血片、三七伤科散、复方三七胶囊等，对于跌打损伤、刀剑伤、扭挫伤、外伤出血、骨折效果明显。

（二）"三高"疾病

三七花冲剂可以降低血压；三七粉活血化瘀，使血液循环通畅，有一定的降低血压作用。三七脂肝丸可以调节血脂，对脂肪肝有一定的疗效。对于血糖调节，三七粉有一定的辅助作用。

（三）肿瘤

复方三七口服液对于肿瘤患者正气虚衰及放疗、化疗、手术后出现的虚证都有一定的改善作用。

（四）心脏病

对于心律失常、心绞痛、冠心病等心脏病，有胸痛、胸闷、憋气、失眠、心悸等症状者，可以服用七叶神安滴丸、冰七片、保心宁胶囊等。

（五）脑血管疾病

脑出血、脑栓塞等脑血管病后遗症，见半身不遂、口舌歪斜、言语謇涩、偏身麻木，以及内眼病、眼前房出血、视网膜中央静脉阻塞，可以服用三七通舒胶囊或复方血栓通胶囊，也可应用以三七总皂苷为原料制成的血栓通、血塞通等口服制剂或注射剂。

（六）贫血

贫血者可直接服用熟三七粉、熟三七片，或者用熟三七粉与鸽子共炖后服用。也可以口服复方三七补血片、三七养血胶囊，均具有很好的补血作用。

（七）提高免疫力

对于易得病、身体虚弱者，可以长期服用三七粉，有一定的补益作用。现代药理研究表明，三七亦有一定的抗疲劳作用。

七、三七禁忌证

历代医家在临床实践中认识到，三七粉并非适用于所有的出血症。有一种观点认为三七粉禁用于元气大伤、阴阳衰竭的病证。萧京曾在《轩岐救正论·药性微蕴》中谈到："山漆近代出自粤西南丹诸处，唯治军中金疮，及妇人血崩不止与男子暴吐失血，而真元未亏者，用之极有神效，奏功顷刻。若虚劳失血，阴阳损竭，更当寻源治本，误用此药，燥劫止塞，反滋祸害也。"由于三七味甘、微苦，性温，若使用不当，易耗伤津液，造成阴虚之证。现代医家认为，在服用三七当日，应忌食蚕豆、鱼类及酸冷食物。

（一）肝火旺、胃火盛者不宜服用

三七性温，归肝、胃二经，故凡肝火旺、胃火盛者不宜服用。临床表现为肝火上炎之目赤肿痛、口苦咽干、胸胁胀痛，胃火炽盛之口渴、口臭、牙龈肿痛、吞酸、呃逆烧心者，均不宜服用，此时服用可加重病情。

（二）血虚者忌服

血虚证表现为面色无华、心悸多梦，唇甲失荣色淡、神疲乏力、舌淡、脉细弱者，以及气血亏虚所致的痛经、月经失调表现为经期或经后小腹隐痛喜按者，不宜服用三七。痛经伴月经失调或伴其他疾病者，应在医师指导下服用。服药后痛经不减轻或重度痛经者，应到医院诊治。

（三）血热妄行者不宜服用

表现为皮肤瘀斑色鲜红、便血、尿血、鼻衄、发热、舌红、脉数等。便血、尿血、鼻衄等辨证属血热者，若确需使用三七，应适当配伍寒凉之药。

（四）虚劳者不宜服用

此类人群气血阴阳俱损，日久不复，服用三七适得其反。

（五）风热感冒者不宜服用

因三七性温，凡感冒属风热证者亦不宜服用。感冒愈后可继续服用。

（六）非妊娠妇女月经期间及调理月经者慎用

三七活血力强，非妊娠妇女月经期间及调理月经者慎用，否则易导致出血过多。月经不调属血瘀证者可以在医师指导下使用，以活血化瘀调理月经。备孕期妇女和妊娠妇女禁用，以免对胎儿产生影响，若必须使用，需遵医嘱谨慎用药。哺乳期妇女不建议服用三七粉。

（七）不宜大剂量服用

大剂量三七粉（35g 或以上）可出现毒热上攻、肺失肃降的中毒反应，故不应服用过多。

八、不良反应及处理方法

有报道少数人服用三七粉及相关制剂会出现一些不良反应，常见的有皮肤损害，如荨麻疹、疱疹、红斑、剥脱性皮炎、潮红、瘙痒等；心血管系统症状，如胸闷、心悸、阵发性室性心动过速、心率减慢，严重者心衰等；消化系统症状，如药物源性食管炎、腹痛、腹泻等；过敏性休克，表现为面色苍白、呼吸困难、大汗、血压迅速下降、意识不清等；过敏性紫癜等。

（一）皮肤损害

1. 三七片引起皮肤损害

患儿，女，45天。患儿母亲在哺乳期间因外伤服用三七片，3片/次，3次/日。用药后5天，患儿面部及躯干出现淡红色丘疹。故嘱患儿母亲停止用药，对患儿静脉滴注地塞米松及10%葡萄糖酸钙处理，9天后情况好转。愈后用30%三七浸出液做斑贴试验，结果为阳性，表明属三七片引起的药疹。

患者，男，32岁。因腰部疼痛口服三七片4片，当晚即感觉阴囊、阴茎瘙痒，次日外阴部出现红斑、水疱，然后糜烂、渗液。后至医院就诊，经局部处理和抗过敏治疗，1周痊愈。1个月后又因服用三七药酒，出现上述症状，较前痒甚，经治疗2周后痊愈。

另有报道3名患者因软组织挫伤口服三七片，3~5片/次，3次/日，服药后约24小时，出现大小不规则皮疹，分布在面部、四肢，伴瘙痒。患者否认服三七片期间服用其他药物及致敏性食物，给予抗过敏治疗数天后皮疹消退。

2. 血塞通注射液引起皮肤损害

患者，女，56岁。因行走不稳、反应迟钝2天入院，CT检查提示多发腔隙性脑梗死。常规治疗加血塞通注射液，第二天患者胸前和骶尾部出现皮肤红斑及水疱，停用血塞通注射液3天后消退。

另有报道一女性患者，64岁，在静脉滴注血塞通注射液后第8天出现全身散在红斑，第9天继续静脉滴注血塞通注射液，红斑明显增多，停用血塞通注射液并经过抗过敏治疗后红斑消退。

（二）心血管系统不良反应

严重心律失常

患者，男，40岁。入院前3小时服用三七粉一小勺，1小时后出现恶心、呕吐、心慌、气短，随后全身麻木，呻吟不止。入院后心电监测出现多种心律失常：房颤、阵发性室性心动过速、交界性心动过速。后经升压、吸氧、营养心肌等急救措施，患者血压、心律恢复正常，情况良好。

（三）消化系统不良反应

药物源性食管炎

患者，男，75 岁。1 个月前因腰部扭伤服用三七片，服药后逐渐出现吞咽困难，继而停用三七片，但症状未消失。另一患者，男，69 岁。因膝关节扭伤口服三七片，2 天后出现胸骨后疼痛、烧心、吞咽困难，未及时就诊，5 天后自行停药。两位患者均否认服用致敏性食物及其他药物。给予奥美拉唑口服并输液治疗后吞咽正常。

另有报道个别人服用三七粉后产生腹痛、腹泻症状，泻后痛止，经患者同意，再服三七粉又出现腹痛、腹泻，停药后止，反复试验两次皆如此。基本可以确定患者腹痛、腹泻由三七粉引起。

（四）过敏性休克

患者，女，33 岁。因跌伤致尾骨骨折，口服三七片，第一次服药后约半小时出现全身汗出、口舌发麻发硬、口唇发绀、脸色苍白、四肢冰冷、眼前出现重影，心率 50 次 /min。嘱患者停服三七片，给予静脉补液和抗过敏治疗，5 小时后好转，1天后症状消失。3天后患者继服三七片，40分钟后再次出现上述症状，嘱停服三七片，予同前方法治疗痊愈。

（五）过敏性紫癜

患儿，男，8岁。因软组织挫伤口服三七粉，3g/次，2次/日。第一次服药后双腿出现红色出血点，2天后瘀斑增多，且伴随腹痛、双膝关节疼痛，诊断为过敏性紫癜。嘱患儿立即停服三七粉，给予泼尼松、异丙嗪、肾上腺色腙治疗，1周后紫癜消退。

有文献报道，通过对146例三七不良反应和656例三七制剂不良反应案例进行统计与回顾性分析发现，三七各种剂型均可能出现不良反应，且涉及多器官和系统。无论何种剂型，均以皮肤损害最为常见，普遍症状较轻，虽然心肺不良反应较重，但发生例次很少。出现不良反应后，应立即停用三七并展开对抗治疗。若出现皮疹或呼吸系统不良反应，应停药后给予地塞米松、苯海拉明、氯雷他定、维生素C、氯苯那敏等药物；若出现过敏性休克，应立即采用皮下注射肾上腺素、静脉注射地塞米松、吸氧等治疗；若出现消化系统不良反应，应采用保护胃黏膜、止吐治疗；若出现神经系统不良反应，应停药观察或者采取对症治疗。

参考文献

1. 雷绍武，木霁弘.文山三七——跨越生命百年的金钥匙 [M].昆明：云南民族出版社，2008.

2. 黄加运.论三七文化内涵 [J].大众文艺，2013，16：255-256.

3. 董弗兆，刘祖武，乐丽涛.云南三七 [M].昆明：云南科技出版社，1988.

4. 苏豹.南国神草——三七 [M].昆明：云南科技出版社，2016.

5. 崔秀明，詹华强，董婷霞.印象三七 [M].昆明：云南科技出版社，2009.

6. 文山壮族苗族自治州地方志编纂委员会.文山壮族苗族自治州志 [M].昆明：云南人民出版社，2002.

7. 徐冬英.三七名称及其有文字记载时间的考证 [J].广西中医学院学报，2000，17(3)：91-92.

8. 崔秀明，雷绍武.三七 GAP 栽培技术 [M].昆明：云南科技出版社，2003.

9. 崔秀明，陈中坚.三七药材的道地性研究 [M].昆明：云南科技出版社，2007.

10. 韩丽丽，孙俊英，马全龙.三七粉及其一种伪品的鉴别检验研究 [J].时珍国医国药，2016，27(12)：2932-2933.

11. 张治军，饶伟文.三七及其伪品的近红外光谱鉴别法 [J].中国药房，2009，20(30)：2367-2369.

12. 胡国海，李洪潮，刘芳，等.红外光谱法鉴别市售三七粉掺假的研究 [J].中国科技信息，2009，(5)：191，195.

13. 于洋.三七及其伪品藤三七鉴别[J].时珍国医国药，1999，(10):762.

14. 何耀湘.三七及其伪品藤三七的鉴别[J].湖南中医学院学报，1998，(3):21-22.

15. 云南省食品药品监督管理局.云南省中药材标准2005年版·第二册·彝族药[S].昆明：云南科技出版社，2005.

16. 湖北省食品药品监督管理局.湖北省中药材标准2009年版[S].武汉：湖北科学技术出版社，2009.

17. 中国食品药品检定研究院，广东省食品药品检验所.中国中药材真伪鉴别图典2[M].3版.广州：广东科技出版社，2011.

18. Xu Y, Tan H Y, Li S, et al. Panax notoginseng for Inflammation-Related Chronic Diseases: A Review on the Modulations of Multiple Pathways[J]. The American Journal of Chinese Medicine, 2018, 46(5): 971-996.

19. Wang T, Guo R, Zhou G, et al. Traditional uses, botany, phytochemistry, pharmacology and toxicology of Panax notoginseng (Burk.) F. H. Chen: A review[J]. Journal of Ethnopharmacology, 2018, 188:234-258.

20. 夏星，钟振国，冯丹霞.三七总皂苷保护PC12细胞对抗过氧化氢损伤的作用[J].中国实验方剂学杂志，2013，19(4)：216-219.

21. Ma, B., et al. Notoginsenoside R1 attenuates amyloid-beta-induced damage in neurons by inhibiting reactive oxygen species and modulating MAPK activation[J]. Int Immunopharmacol, 2014. 22(1): 151-159.

22. 黄鸣清，侯少贞，周才杰，等.复方丹参方有效组分及其配伍对2

型糖尿病胰岛素抵抗的影响 [J]. 广东药学院学报，2011，27(4)：395-399.

23. 罗丹，张俊，张浩 . 三七脂肝丸治疗非酒精性脂肪肝肝功能异常 60 例效果分析 [J]. 养生保健指南，2016，(49):52.

24. 李建新 . 速效救心丸合三七粉治疗癌痛 [J]. 中国中医急症，1997，(3):122.

25. Lee D G , Jang S I , Kim Y R , et al. Anti-proliferative effects of ginsenosides extracted from mountain ginseng on lung cancer[J]. Chinese Journal of Integrative Medicine, 2016, 22(5):344-352.

26. 陈娟，倪军，王艳艳 . 三七药理作用的研究进展 [J]. 双足与保健，2017，26(19):186-187.

27. Fujimoto, J., et al. Inhibitory effect of ginsenoside-Rb2 on invasiveness of uterine endometrial cancer cells to the basement membrane[J]. Eur J Gynaecol Oncol，2001，22(5):339-341.

28. 崔秀明，黄璐琦，郭兰萍，等 . 中国三七产业现状及发展对策 [J]. 中国中药杂志，2014，39(4):553-557.

29. 张锡纯 . 医学衷中参西录 [M]. 太原：山西科学技术出版社，2009.

30. 国家药典委员会 . 中华人民共和国药典 [M]. 一部 . 北京：中国医药科技出版社，2015.

31. 国家药典委员会 . 中华人民共和国药典临床用药须知 [M]. 中药饮片卷 . 北京：中国医药科技出版社，2015.

32. 南京中医药大学 . 中药大辞典 [M].2 版 . 上海：上海科学技术出版社，2006.

33. 谢宗万 . 中药材品种论述 [M]. 上海：上海科学技术出版社，1964.

34. 刘梦楠，熊慧，薛雪，等 . 三七炮制历史及标准现状分析 [J]. 中华中医药杂志，2019，34(4)：1477-1480.

35. 刘大会，徐娜，郭兰萍，等 . 三七药材质量特征和商品规格等级标准研究 [J]. 中国中药杂志，2016，41(5)：776-785.

36. 彭成 . 中华道地药材 [M]. 北京：中国中医药出版社，2011.

图书在版编目（CIP）数据

探秘三七 / 马双成主编. — 北京：人民卫生出版
社，2019
ISBN 978-7-117-28917-7

Ⅰ.①探… Ⅱ.①马… Ⅲ.①三七－基本知识 Ⅳ.
①R282.71

中国版本图书馆 CIP 数据核字（2019）第 204005 号

| 人卫智网 | www.ipmph.com | 医学教育、学术、考试、健康，购书智慧智能综合服务平台 |
| 人卫官网 | www.pmph.com | 人卫官方资讯发布平台 |

探 秘 三 七

主　　编：马双成
出版发行：人民卫生出版社（中继线 010-59780011）
地　　址：北京市朝阳区潘家园南里 19 号
邮　　编：100021
E - mail：pmph @ pmph.com
购书热线：010-59787592　010-59787584　010-65264830
印　　刷：北京盛通印刷股份有限公司
经　　销：新华书店
开　　本：880×1230　1/32　印张：5.5
字　　数：96 千字
版　　次：2019 年 10 月第 1 版　2021 年 1 月第 1 版第 2 次印刷
标准书号：ISBN 978-7-117-28917-7
定　　价：35.00 元
打击盗版举报电话：010-59787491　E-mail：WQ @ pmph.com
（凡属印装质量问题请与本社市场营销中心联系退换）